LES HUIT BRANCHES DU YOGA

BRANCHES DU YOGA

–

Structurer et gérer une pratique spirituelle autonome

Yogani

(traduit par Didier)

AYP-SÉRIE POUR L'ILLUMINATION SPIRITUELLE

Advanced Yoga Practices (AYP)

Pour plus d'informations

www.advancedyogapractices.com

ISBN 978-1-5404-8226-6 (Paperback)

ISBN 978-1-938594-44-1 (eBook)

«Quand les impuretés sont détruites par la pratique des branches du yoga, l'illumination prend naissance…»

Yoga-Sutras de Patanjali – 2:28

Introduction

Il y a des siècles, un texte succinct appelé *Yoga-Sutras* fut écrit par le sage Hindou, *Patanjali*, décrivant les pratiques essentielles et les expériences conduisant à la montée de l'illumination de l'être humain. Cet écrit concis contient les fameuses *huit branches du yoga*, reflétant les capacités spirituelles naturelles en chacun de nous et les moyens leur permettant de s'épanouir.

Le centre de tout progrès spirituel se trouve à l'intérieur de chaque système nerveux humain. Quand des méthodes éprouvées par le temps pour stimuler le processus de la transformation spirituelle humaine sont appliquées d'une façon intégrée, des progrès remarquables peuvent se produire dans n'importe quel environnement culturel ou religieux. Maintenant, tous ceux qui en ont le désir peuvent construire une pratique journalière autonome au long cours *qu'ils dirigeront eux-mêmes*, permettant de cultiver régulièrement l'illumination dans la vie de tous les jours. Ce livre détaille la structure d'ensemble, l'intégration et la gestion des pratiques de yoga qui ont été présentées dans les instructions détaillées données dans les écrits précédents des *Advanced Yoga Practices*, Pratiques de yoga avancées (AYP).

La série pour l'illumination spirituelle-AYP est une tentative pour présenter les méthodes les plus efficaces de pratiques spirituelles dans une série de livres faciles à lire que tout le monde peut utiliser pour obtenir des résultats pratiques immédiatement et à long terme. Pendant des siècles, nombre de ces pratiques puissantes ont été ensevelies dans le secret, principalement dans un effort pour les préserver. Maintenant nous sommes dans *l'âge de l'information* et capables, comme jamais auparavant, de préserver la connaissance pour les générations présentes et futures. La question reste posée : « Jusqu'où pouvons-nous aller pour une transmission efficace par écrit des méthodes spirituelles ? »

Depuis leurs débuts en 2003, les écrits AYP ont été une expérience pour voir combien pouvait être transmis, avec beaucoup plus de détails sur les pratiques, que dans les écrits spirituels du passé. Des livres peuvent-ils nous apporter les moyens spécifiques pour fouler le sentier de l'illumination, ou devons-nous nous abandonner aux pieds d'un *gourou* pour trouver notre salut ? Eh bien, il est clair que nous devons nous abandonner à quelque chose, ne serait-ce qu'à notre propre potentiel inné pour vivre une vie plus libre et plus heureuse. Si nous sommes capables de le faire, et de persévérer dans une pratique régulière, alors des livres comme celui-ci peuvent prendre vie et nous instruire sur les chemins de la transformation spirituelle humaine. Si le lecteur est prêt et si le livre en vaut la peine, des choses étonnantes peuvent arriver.

Même si le nom d'une personne est donné comme l'auteur de ce livre, il est en fait un condensé des efforts de milliers de pratiquants sur des milliers d'années. C'est la tentative d'une personne de simplifier et rendre pratiques les méthodes spirituelles que nombreux ont démontrées à travers l'histoire. Tous ceux qui m'ont précédé ont ma plus profonde gratitude, ainsi que ceux avec qui j'ai le privilège d'être en contact aujourd'hui, qui continuent à se consacrer à leur pratique avec de bons résultats.

J'espère que ce livre sera utile à votre voyage sur le chemin que vous avez choisi.

Pratiquez avec sagesse, et dans la joie !

Table des matières

Chapitre 1 – Les huit branches du yoga 1

Les Yoga-Sutras de Patanjali 2
Le yoga et le système nerveux humain 9

Chapitre 2 – La structure des pratiques 15

Nos capacités spirituelles innées 18
Un inventaire des pratiques 25
Le voyage de la purification et de l'ouverture 34

Chapitre 3 – Une pratique autonome 39

Construire une routine journalière (un tableau des
pratiques) 40
Gérer ses pratiques (self-pacing) 53
Concilier pratiques et emploi du temps chargé 65
Pratique en groupe et retraites 75
Notre rôle comme enseignants et chercheurs 82

Chapitre 4 – La montée de l'illumination 97

Les étapes de l'illumination 97
Le mariage divin 102

Livres et assistance 107

Chapitre 1 – Les huit branches du yoga

Depuis l'époque où nos lointains ancêtres contemplaient les cieux avec émerveillement, il y a toujours eu une connaissance intuitive que nous sommes quelque chose de plus que les êtres physiques mortels que nous semblons être.

Mais quoi ? Et comment pouvons-nous l'expérimenter au maximum de nos capacités ?

Cela a été l'énigme de l'humanité depuis son commencement et continue d'être notre plus grand défi dans les temps modernes. Nous avons navigué sur les mers, voyagé dans le ciel, jugulé l'atome, rétréci le monde avec des communications instantanées et nous avons volé dans l'espace interstellaire. Mais avons-nous réalisé notre plein potentiel d'être humain ? Pas encore. Pas à une échelle de masse.

Certains peuvent douter qu'il y ait quoi que ce soit en nous à réaliser. Comme les institutions religieuses du monde gémissent sous le poids des rituels, de la superstition, de la politique et de la corruption, nous pouvons nous demander s'il y a une vérité dans l'idée que les êtres humains soient capables d'expériences spirituelles et de la profonde liberté intérieure promise par les Ecritures du monde depuis des temps immémoriaux.

Pourtant, il y a toujours eu un petit nombre pour affirmer à partir de leur propre expérience que la transformation spirituelle humaine est un fait et ils ont tenté d'en montrer le chemin. Quasiment tout le monde a senti à un moment ou à un autre ce *quelque chose de plus* qui est en nous tous. Nous poursuivons donc la quête de la connaissance, et ceux qui ont vu à travers leur porte intérieure continuent à enseigner les moyens susceptibles de faciliter de telles ouvertures pour tous.

Alors que pour la plus grande partie de l'humanité, le monde de l'effort spirituel a pendant longtemps paru fade et inquiétant, il devient maintenant clair pour beaucoup que quelque chose de merveilleux pointe à l'horizon. Ceux qui ont voyagé jusque-là rapportent des histoires remarquables de paix immuable, d'extase et d'effusion de l'amour divin. Il y a même la perspective de découvrir que l'univers tout entier est contenu à l'intérieur de nous. En effet, la *dernière frontière* est en nous !

Même si nous ne pouvons pas être sûrs de tout cela, nous pouvons être sûrs d'une chose. Il y a plus que ce que nous pouvons connaître, et nous le connaîtrons le moment venu. La vérité nous rendra libre. De même que la connaissance dans tous les champs de la recherche dans cet âge moderne de technologie et d'information, la connaissance spirituelle augmente rapidement. Dans ce processus, l'ancienne connaissance de l'esprit trouve des applications nouvelles et efficaces.

Les Yoga-Sutras de Patanjali

Il y a des siècles, un texte succinct a été écrit par le sage Hindou, *Patanjali*, systématisant toute une gamme de pratiques pour stimuler les capacités naturelles inhérentes à chaque système nerveux humain, pour la purification et l'ouverture conduisant à la réalisation directe de l'état que nous appelons *illumination*.

Le texte de Patanjali est appelé *Yoga-Sutras* (ce qui veut dire « la trame de l'union »), et fournit un des résumés les plus clairs au monde des méthodes et expériences de la transformation spirituelle humaine.

Les pratiques intégrées décrites par Patanjali comprennent les fameuses *huit branches du yoga*. Cette liste est si complète dans sa description des capacités spirituelles humaines, et des moyens de les porter à maturité, qu'elle peut servir de check-list pour absolument tous les systèmes spirituels afin de vérifier s'ils sont complets.

Les huit branches du yoga de Patanjali comprennent :

- **Yama** (*règles* – être non-violent, être vrai, ne pas voler, préserver et cultiver l'énergie sexuelle, ne pas envier)
- **Niyama** (*observances* – pureté, contentement, intensité spirituelle, étude de la connaissance spirituelle et du *Soi*, et abandon actif au divin)
- **Asana** (postures et exercices physiques)
- **Pranayama** (techniques respiratoires)
- **Pratyahara** (retrait des sens)
- **Dharana** (attention systématique sur un objet)
- **Dhyana** (méditation–dissoudre systématiquement l'objet dans la conscience)
- **Samadhi** (absorption dans la pure conscience de félicité)

Dans les *Yoga-Sutras*, il y a une catégorie additionnelle de pratique appelée **Samyama**, qui utilise en même temps les trois dernières branches du yoga. Patanjali discute la pratique du samyama dans les *Yoga-Sutras* avec des accents dramatiques, parlant de *pouvoirs supranormaux* pour en décrire les résultats, se référant aux *siddhis et miracles* qui sont des effets secondaires du samyama. En fait, le samyama est une méthode systématique pour stimuler une effusion *d'amour divin* dans la vie quotidienne. C'est l'émergence de la *tranquillité en action*, l'union extatique permanente de la vie extérieure et intérieure. C'est un bonheur sans fin, ce qui est le plus grand de tous les siddhis.

Chaque école d'enseignement du yoga a sa propre façon de présenter les huit branches du yoga. Parfois, les huit branches sont enseignées dans l'ordre. C'est la façon traditionnelle : apprendre d'abord les règles de conduite (yama et niyama), et ensuite, si l'étudiant en est considéré digne, l'enseignant peut fournir l'instruction pour les pratiques plus pointues en suivant la liste.

Les huit branches du yoga sont si logiques et faciles à comprendre que pratiquement tous les enseignants de yoga prétendent les enseigner, ce qui est vrai à un degré ou à un autre, puisque les huit branches couvrent tout ce que l'on peut faire en yoga. En ce sens, elles représentent une carte routière complète, un schéma et une liste de contrôle spirituelle des différentes méthodes utilisées pour ouvrir le système nerveux humain à l'expérience divine.

Prises dans leur ensemble comme un système global, les huit branches du yoga ont été qualifiées *d'ashtanga (à huit branches) yoga* et de *raja (royal) yoga*. Mais que veut dire un nom ? Ce que nous appelons les « Pratiques de yoga avancées », *Advanced Yoga Practices (AYP)*, sont aussi les huit branches. C'est également le cas de n'importe quelle approche de la transformation spirituelle humaine, dans sa totalité ou en partie, y compris les systèmes de pratique spirituelle que nous trouvons dans les principales religions du monde. Du moment qu'il est question de la transformation spirituelle humaine, on va en trouver la référence quelque part dans les huit branches. C'est ce qui en fait la beauté. Si nous examinons n'importe quel enseignement spirituel ou tradition religieuse, en utilisant les huit branches comme échelle de référence, nous voyons tout de suite ce qui est présent, et ce qui est absent. Les traditions les plus éclairées couvriront la plus grande partie des branches, et les moins éclairées en couvriront moins. Ce n'est pas une considération sectaire. Il s'agit de savoir ce qui marche, sans tenir compte des habits culturels et religieux que peuvent porter les pratiques spirituelles. Les pratiques spirituelles sont comme les mathématiques. Elles ne dépendent ni du temps, ni du lieu ni de la culture. Un plus un est partout égal à deux. C'est une relation de cause à effet.

Les huit branches du yoga capturent la totalité de la relation spirituelle de cause à effet avec une élégante simplicité.

Comme mentionné, traditionnellement, les huit branches étaient prises à la suite. La raison en était qu'on devait apprendre à se conduire correctement et se préparer en suivant des codes de conduite rigides avant de pouvoir commencer à faire des pratiques spirituelles plus directes. Une fois qu'on savait comment se conduire de façon juste, on pouvait commencer avec le corps (asanas), et, plus tard, faire son chemin avec le souffle (pranayama), pour enfin être prêt pour la concentration de l'attention (dharana), la méditation (dhyana), et la conscience de pure félicité (samadhi). Avec une telle approche traditionnelle la route à parcourir peut être longue, spécialement si l'enseignant fixe à chaque pas du chemin à son étudiant ou à son étudiante les standards de performance les plus élevés. Même Patanjali avait cette séquence de pratique en tête quand il écrivit les Yoga-Sutras.

Cet aspect des Yoga-Sutras (apprendre les huit branches à la suite sur une longue période) ne marche pas très bien à notre époque, où l'on cherche à optimiser les causes et effets de la façon la plus efficace possible. Cela fait sens de rationaliser le temps consacré aux méthodes de yoga. Nous disposons tous d'une durée de vie limitée, le temps nous étant compté. Au cours du siècle dernier, la communauté du yoga a largement reconnu le besoin urgent d'applications plus efficaces de la pratique, et quantité d'innovations dans l'enseignement ont été faites. Peut-être qu'à l'époque de Patanjali, il n'était pas si facile de démarrer avec des pratiques avancées comme la méditation profonde et le pranayama de la respiration spinale, comme nous le faisons couramment aujourd'hui. Ces changements représentent un progrès.

Avec les années, différents enseignants ont sauté directement à différents endroits des huit branches. Certains commencent avec les asanas, d'autres avec le pranayama. Certains mettent d'abord l'accent sur la dévotion pour ensuite sauter dans la méditation, ou quelque chose d'autre. Certains vont tout droit dans la méditation, et ensuite font leur chemin par un retour en arrière à travers les branches. Il est intéressant de noter que de telles approches, « le plus haut, d'abord », conduisent à un comportement spirituel (yama et niyama) qui vient comme un effet de la purification et de l'ouverture intérieure, plutôt que d'être utilisé comme une cause première à travers des règles rigides de conduite, qui peuvent être très inefficaces.

La stratégie dans les *écrits AYP* est conforme aux lignes directrices de cette dernière approche, « le plus haut, d'abord ». Nous commençons avec la méditation profonde, pour continuer ensuite avec le pranayama, les techniques physiques, le samyama, et ainsi de suite, cultivant tout au long de notre route le moteur essentiel : la bhakti, le désir spirituel. Dans ce livre, nous verrons comment construire et gérer notre routine de pratique en suivant cette ligne directrice.

Tous ceux qui ont pratiqué le yoga pendant un certain temps ont découvert que les branches du yoga sont connectées. Si nous commençons avec une branche, les autres seront affectées. En nous purifiant et en nous ouvrant de l'intérieur, nous serons à la fin attirés dans toutes les branches.

Il est fréquent pour les nouveaux méditants de devenir des lecteurs avides de livres de spiritualité (un niyama – l'étude), de tendre vers une alimentation plus pure (un niyama – la pureté), et d'être plus sensible au bien-être des autres (un yama – ne pas faire le mal).

En fait, le meilleur moyen de faire des progrès en yama et niyama est d'aller tout droit vers le samadhi (pure conscience de félicité, silence intérieur) avec la méditation profonde. Une conduite harmonieuse vient alors naturellement de l'intérieur, au lieu d'être imposée de l'extérieur. Ces résultats sont des indicateurs de la *connexité du yoga*. Cela arrive à tous les niveaux de la pratique. Parfois on l'appelle la *grâce*, car les bénédictions spirituelles semblent venir de nulle part. En vérité, de telles bénédictions sont télégraphiées à travers nous via la conductivité spirituelle s'élevant dans notre système nerveux, à partir de quelque chose que nous avons fait quelque part sur l'arbre à huit branches du yoga.

Même l'enquête sincère venue du cœur, « Y a-t-il quelque chose de plus que cela ? », est une pratique de yoga puissante. Elle fait partie de niyama. C'est la bhakti, l'abandon actif à notre idéal choisi le plus élevé.

En avançant dans notre pratique du yoga, cette conductivité dans le système nerveux devient extatique. Nous l'appelons alors *conductivité extatique* (aussi désignée comme *kundalini*). Quand la conductivité en nous devient extatique, nous devenons vraiment connectés à travers les branches du yoga, ici, là et partout.

Si nous nous engageons dans des pratiques efficaces dans de multiples branches, construisant nos pratiques pas à pas de façon systématique, notre système nerveux se purifiera et s'ouvrira plus rapidement. C'est un principe important qui est au cœur de l'approche AYP : utiliser un large système intégré de pratiques efficaces, permettant de travailler avec autant de branches que possible d'une façon autonome, à notre propre allure.

De cette façon le centre du développement spirituel se déplace naturellement des institutions et enseignants externes à l'endroit où la transformation et l'expérience spirituelle se passent vraiment, en chaque personne. C'est le destin légitime de tout le monde, et il est temps pour chacun de nous de le revendiquer comme sien. Plus tôt nous le ferons, plus vite nous serons sur notre chemin.

On a longtemps pensé que la sagesse spirituelle était plus pertinente quand elle était ancienne, transmise à travers de mystérieux instructeurs, et en quelque sorte divorcée de notre réalité présente. La vérité est que la connaissance spirituelle est totalement ancienne et totalement moderne, totalement humaine dans l'ici et maintenant, et capable de prendre vie en chacun de nous. Pour cette raison, dans les *écrits AYP*, nous disons souvent : « Le gourou est en vous. »

Le yoga et le système nerveux humain

Bien que le yoga soit un sujet passionnant à lire, à soupeser et discuter, les bénéfices réels viennent d'une mise en pratique directe de ses méthodes. En Inde, le yoga est vu comme une philosophie, et c'est vraiment un terme inapproprié. Il est bien plus que cela. Le yoga est un système de méthodes conçu pour promouvoir le processus naturel de la transformation spirituelle humaine au niveau individuel.

A notre époque, on identifie souvent le yoga avec des postures physiques, les *asanas,* qui ne sont qu'une seule des huit branches. Une lecture rapide des *Yoga-Sutras de Patanjali* révèle que le yoga couvre un champ bien plus large que les postures, incluant quantité d'outils qui tirent parti des capacités multiples de transformation inhérentes au système nerveux humain.

Yoga veut dire *union,* union des qualités de vie intérieures et extérieures. C'est plus qu'une philosophie. C'est une réalité vivante, cultivée à travers une variété de méthodes appliquées systématiquement sur une base journalière. Toutes les branches du yoga sont connectées en nous.

En fait, la totalité du yoga est un produit du système nerveux humain. Ce n'est pas l'inverse, comme nous avons parfois tendance à le penser. Ce qui a si longtemps été considéré comme une connaissance venue de l'extérieur est en fait une connaissance intérieure qui nous est bien plus accessible qu'on ne le croit d'habitude. Dès que nous avons compris que nos possibilités spirituelles sont un processus interne plutôt qu'externe, un changement profond dans notre développement va commencer à se produire. Au plan individuel le changement peut être très rapide. A mesure que l'énergie rayonnante se répand, le changement peut englober une société entière, amenant une élévation d'une compréhension intuitive et une utilisation en augmentation des pratiques spirituelles parmi la population. De cette façon, l'humanité toute entière peut être élevée.

Cela a pris du temps à l'humanité pour croire que la terre est ronde et non pas plate, et que le soleil est le centre du système solaire et non la terre. Cela a demandé des preuves. Ensuite presque tout le monde y a cru et on s'est empressé de   tirer les bénéfices de cette nouvelle connaissance, de ce nouveau paradigme.

Il est maintenant temps pour nous de saisir le fait que le système nerveux humain est le centre de toute expérience spirituelle et de toute félicité divine. C'est votre système nerveux, celui-là même qui est en vous à l'instant même. La porte vers l'infini est à ce point proche de nous. Le plus tôt nous nous habituerons à l'idée que chacun d'entre nous est une porte directe vers l'infini, le mieux ce sera pour tout le monde. De même que pour accepter n'importe quelle connaissance, il faut une preuve. Dans ce cas, la preuve est en chacun d'entre nous. Nous n'avons pas à dépendre bien longtemps des autres pour avoir une preuve. Ouvrons quelques portes ici et là en faisant quelques pratiques de yoga efficaces et nous verrons vite ce que nous sommes. Alors nous nous dépêcherons de les ouvrir toutes. Un nouveau paradigme est né !

Quels sont les bénéfices de la connaissance du yoga et de son application efficace ? C'est une transformation naturelle amenant un fonctionnement plus élevé de notre système nerveux qui nous apporte davantage de paix, de créativité, d'énergie et de bien-être dans la vie quotidienne. Nous découvrons que nous sommes davantage *Un* avec l'univers, et toujours plus à même d'y tracer notre chemin en étant utiles à la fois à nous-mêmes et aux autres. La peur et la souffrance diminuent, quels que soient les bouleversements autour de nous. Nous devenons *Un* avec l'océan infini de la vie sur lequel tous les évènements dans le temps et l'espace ne sont que des vagues à sa surface. Les aléas de la vie continuent à aller et venir comme des vagues. Intérieurement, nous restons fermes, comme le sont les profondeurs de l'océan. C'est le fruit du yoga. Ce n'est pas une idée, une croyance, ou une philosophie, c'est un état d'être, une expérience vécue.

Vous savez, rien n'est nouveau. Nos lointains ancêtres en ont entendu parler. Beaucoup de choses ont été mises par écrit, et il y a toujours eu des sages qui ont enseigné des méthodes pour vivre la vérité qui réside en chacun de nous. Mais les communications étaient déficientes, la vie souvent périlleuse, et les gens vivaient avec tellement de peur et de superstition. C'est différent maintenant. Nous pouvons trouver quasiment toutes les informations que nous voulons. Tant de portes sur la connaissance s'ouvrent pour tout le monde. L'ancienne sagesse redevient nouvelle, et s'élargit dans ses applications pratiques. A travers les siècles, le système nerveux humain n'a pas changé. Il a attendu patiemment, comme un coffre au trésor aspirant à être ouvert. Le temps est venu.

Les *Yoga-Sutras de Patanjali*, écrits il y a des siècles, sont un des textes les plus importants de tous les temps. Non seulement ils nous disent ce que nous sommes, mais aussi comment ouvrir les portes du système nerveux. Ils décrivent clairement les relations entre les principes naturels de purification et d'ouverture qui existent en nous.

Dans les livres *AYP-Série pour l'illumination spirituelle*, nous avons voyagé à travers les huit branches en suivant un ordre permettant d'accélérer la transformation spirituelle humaine tout en tenant également compte du confort et de de la sécurité. Gardez à l'esprit que Patanjali décrivait les fonctionnements internes du système nerveux humain. Le système nerveux est ce qu'il est, et personne ne détermine comment il fonctionne. Nous ne pouvons que faire de notre mieux pour le décrire, comprendre les principes qui le soustendent, trouver les leviers de contrôle pour l'ouvrir et les utiliser au mieux à l'époque où nous vivons.

Dès que nous connaissons les pratiques de yoga et sommes capables de les appliquer d'une façon intégrée efficace, le reste est automatique. Le but essentiel d'une compréhension intellectuelle des questions spirituelles (la dissection des processus en éléments ou branches qu'on peut nommer) est de développer les moyens et la confiance dans ce que nous faisons, afin d'être motivés à continuer les pratiques journalières. Sinon, nous n'avons pas besoin d'en savoir trop sur les fonctionnements internes. Tout cela fonctionne hors de la vue. Comme pour le moteur d'une voiture, cela se passe sous le capot. Nous appuyons simplement sur l'accélérateur et nous voilà partis. Ce n'est pas plus compliqué. C'est tellement simple que, pendant des milliers d'années, ils sont nombreux à ne s'en être même pas rendu compte. Il est temps que tout le monde soit informé de ce que nous avons tous : ce système nerveux humain, cette porte vers le divin qui peut être ouverte facilement si nous savons où sont les simples contrôles.

Antérieurement le yoga a été qualifié de *science*, souvent par des traditionalistes qui tentaient d'attirer l'esprit moderne en favorisant des méthodes rigides apprises par cœur. Le yoga peut être une science véritable s'il est en accord avec les phénomènes naturels et l'optimisation des causes et des effets dans la pratique. Cela implique d'utiliser la connaissance qui a été préservée, comme les *Yoga-Sutras,* et de partir de là pour construire des applications pratiques visant des résultats, plutôt que d'adhérer à des approches figées. La marche en avant de la connaissance appliquée dépend des pratiques et des expériences qui en résultent aujourd'hui, et des ajustements qui sont faits autant que nécessaire pour avoir le maximum de progrès confortablement et en toute sécurité.

La science véritable du yoga veut des résultats fiables que tout le monde puisse obtenir en utilisant les méthodes les plus efficaces, et elle recherche toujours les moyens les meilleurs pour utiliser les principes naturels à l'œuvre dans notre système nerveux, pour l'ouvrir à l'infini qui réside à l'intérieur.

Examinons maintenant de plus près les capacités spirituelles qui nous sont inhérentes, et comment utiliser systématiquement les pratiques de yoga pour les éveiller.

Chapitre 2 – La structure des pratiques

Les pratiques spirituelles ont leur origine dans la neurobiologie humaine, le véhicule de toute notre expérience. Les pratiques agissent en stimulant des principes naturels à l'œuvre chez l'être humain, qui jusqu'à un certain point deviennent automatiques, une fois les processus de transformation enclenchés. Dans la mesure où le véhicule de l'expérience (notre corps/mental) peut être stimulé pour se purifier et s'ouvrir afin d'exprimer la réalité intérieure, alors c'est le chemin vers l'*illumination*. En raison de la connexion intime entre les méthodes spirituelles et l'organisme humain, on peut dire que le domaine du yoga, qui couvre le large éventail de toutes les pratiques spirituelles, est au moins aussi complexe que n'importe quelle science moderne s'occupant du fonctionnement humain.

Tout cela ne veut pas dire qu'il soit impossible d'appliquer des moyens simples pour bénéficier des avantages pratiques des rouages internes complexes de la nature. C'est ce que nous voyons tout autour de nous : la maîtrise de principes invisibles par des méthodologies faciles à utiliser, autrement dit des *leviers de contrôle*. Considérez les exemples de l'aviation moderne, de la biotechnologie, des ordinateurs, des télécommunications et de toute une foule d'autres sciences appliquées avancées. Nous qualifions tous ces domaines d'*avancés*. Pourtant, est-il si difficile d'utiliser un téléphone portable, un ordinateur, ou de monter dans un avion pour traverser le continent en quelques heures ? Ces applications de principes complexes de la nature sont qualifiées d'*avancées* car elles ont été simplifiées pour une application pratique.

C'est ce que nous voulons dire quand nous parlons de *pratiques de yoga avancées*. Les pratiques ne seront avancées que si elles sont faciles à utiliser, tout en stimulant en nous des processus complexes au bénéfice de notre évolution spirituelle. Si c'est bien le cas, alors elles sont avancées. Si ce n'est pas le cas, ou s'il est possible de les simplifier et de les rendre encore plus efficaces, alors nous continuerons à chercher de meilleures façons de faire progresser le processus de la transformation spirituelle humaine. C'est la marche en avant sans fin de la connaissance appliquée. Il en va de même avec le yoga que dans n'importe quel autre domaine.

Toutefois le yoga existe depuis des millénaires et il a été bien documenté. Dans ces conditions, que pourrait-on lui apporter de nouveau ? Eh bien, pour toutes sortes de raisons, le yoga n'a pas été utilisé au point que toute l'humanité ait pu en bénéficier, de sorte que l'évolution de la connaissance doit se poursuivre à l'époque moderne. Il s'agit de simplifier encore davantage les méthodes, tout en augmentant leur efficacité, et en fournissant un accès facile à tous ceux qui veulent s'ouvrir intérieurement à la réalisation spirituelle.

Simplifier ne veut pas dire ignorer les réalités de base de la transformation spirituelle humaine. Nous avons tous tendance à rechercher la *pilule miracle*, à n'avoir qu'une seule chose à faire pour que tout soit résolu. Cela revient à aller aux extrêmes opposés sur l'échelle de la complexité : depuis trop compliqué et inefficace à trop simple et également inefficace. Nous ne pouvons pas conduire une voiture avec seulement le volant. Nous avons aussi besoin de la pédale d'accélération et du frein. Nous ne pouvons pas non plus conduire une voiture si nous devons allumer les bougies à la main, pomper l'huile et le liquide de refroidissement, gérer le circuit électrique et exécuter tous les autres processus complexes qui se passent sous le capot de la voiture. Si la voiture est bien conçue et bien construite, les contrôles de base pour conduire, accélérer et freiner sont tout ce dont nous avons besoin. Pour ceux que la conduite passionne, un changement de vitesse manuel et une pédale d'embrayage peuvent être ajoutés. C'est à peu près le maximum de ce que la plupart d'entre nous est capable de gérer en conduisant une voiture.

Le yoga est pareil. Il y a un certain nombre de contrôles clés qui s'adressent aux processus internes du corps/mental. Si nous les utilisons de façon efficace, il y aura une purification et une ouverture internes, une montée graduelle de l'expérience spirituelle, et un progrès régulier vers l'illumination. Si nous faisons une fixation sur une seule pratique de yoga, nous découvrirons tôt ou tard qu'il manque quelque chose. Et si nous essayons de faire trop de pratiques, nous pouvons être submergés et avoir probablement des résultats confus et ingérables.

Nous allons donc rechercher une méthode pour développer une optimisation équilibrée des principaux contrôles. Nous commencerons par passer en revue nos capacités internes à faire le voyage de la transformation spirituelle humaine. Ensuite, nous recenserons les outils les plus efficaces, trouvés à travers les huit branches du yoga. Enfin, nous appliquerons ces outils de façon logique pour obtenir les résultats les meilleurs, tout en cherchant à éviter les approches trop simples ou trop complexes. La pratique journalière sera un peu différente pour chacun de nous, dépendant de notre désir spirituel et de nos inclinations personnelles. Toutefois pour le plus grand nombre, il y a un éventail de pratiques qui se situent au centre, la voie du milieu. C'est vers ce but que nous allons tendre : la voie du milieu pour tous.

Nos capacités spirituelles innées

Puisque le système nerveux humain est le centre de toute pratique spirituelle et le véhicule permettant tous les progrès spirituels, nous allons passer en revue nos capacités et aptitudes spirituelles innées, et voir comment elles peuvent conduire à l'application des pratiques spirituelles efficaces décrites dans les huit branches du yoga. Nous verrons également comment les pratiques couvertes dans les huit branches et dans les instructions données par les écrits AYP sont tout autant une manifestation de nos élans internes qui nous poussent à évoluer, que d'un enseignement qui peut venir de l'extérieur.

En effet, quand elles sont approchées correctement, les huit branches du yoga sont un rappel et une confirmation de ce que nous avons en nous et de ce que nous connaissons déjà intuitivement de nous-mêmes. Cela est confirmé par le phénomène du yoga automatique (des pratiques de yoga se manifestant automatiquement sans que nous ne les ayons apprises ou sans même que nous n'en ayons entendu parler) qui peut se produire quand nous nous engageons dans les pratiques.

Les *écrits AYP* couvrent déjà en détail un grand nombre de pratiques. Dans ce livre, nous allons récapituler la structure d'ensemble et le rythme d'une routine cohérente de pratiques que nous pouvons construire en utilisant toutes les pièces. Cela veut-il dire qu'il n'y a plus aucune pratique à ajouter ? Nous n'en arriverons sans doute jamais au point d'avoir un système de pratiques parfait, car le champ de la transformation spirituelle humaine est immense, et il reste beaucoup de place pour découvrir et améliorer. On peut concevoir encore bien des applications complémentaires et intégrantes de la pratique, et on peut espérer que la recherche continuera pour optimiser toujours davantage les pratiques en se basant sur les relations de cause à effet. C'est ainsi qu'avance la science.

Avec la connaissance et les pratiques appliquées maintenant, on peut atteindre tellement de purification et d'ouverture profondément dans notre système nerveux que tout ce qui reste nécessaire pour l'illumination viendra automatiquement, grâce à la connexité du yoga. C'est l'objectif des *écrits AYP* : apporter les moyens essentiels pour encourager le système nerveux à se purifier et s'ouvrir lui-même, ce qu'il a très envie de faire quand on lui en donne l'opportunité. Une fois la machine mise en route, bien des aspects de notre inclination naturelle à la transformation spirituelle humaine se mettront en marche. Le but ici est de permettre à chacun de se suffire à lui-même dans le yoga.

Principes fondamentaux et capacités naturelles

Les capacités naturelles qui existent en chacun de nous sont au centre de notre développement spirituel. Ces capacités ont seulement besoin d'une certaine stimulation pour nous faire avancer vers une ouverture intérieure consciente sur l'infini. Elles sont enracinées dans plusieurs principes fondamentaux inhérents à notre système nerveux. Nous sommes tous conçus et construits pour expérimenter la félicité extatique divine sans fin !

Les principes fondamentaux de la transformation spirituelle humaine sont suffisamment simples. Ils sont au nombre de cinq, et cela paraîtra évident à tous ceux qui ont réfléchi à leurs possibilités spirituelles :

- **Attraction** – Vers la vérité/ou Dieu, s'exprimant sous forme de désir – C'est l'Amour.

- **Purification et ouverture** – Un processus à travers lequel chaque système nerveux humain est naturellement enclin à passer.

- **Silence intérieur** – La pure conscience de félicité, notre état naturel qui brille à travers notre système nerveux à mesure que se font la purification et l'ouverture.

- **Extase** – Expérimentée quand notre système nerveux est stimulé par l'éveil de notre force de vie intérieure.

- **Union** – Notre transformation en un état permanent d'unité compatissante et rayonnante, le fruit de la fusion de notre silence intérieur et de l'extase – C'est l'Amour.

Ces cinq principes fondamentaux de l'illumination commencent avec l'amour et finissent avec l'amour. L'amour est l'attraction se manifestant comme la force du désir et de la dévotion vers notre idéal le plus élevé (bhakti), nous conduisant à travers le processus de la transformation spirituelle humaine. Dans ce processus, nous passons par la purification et l'ouverture de notre système nerveux, qui révèlent en nous les principes du silence intérieur et de la conductivité extatique et leur fusion dans une effusion d'amour divin et d'unité.

Pour cet accomplissement, nous aurons l'inspiration d'utiliser les méthodes spirituelles qui prennent appui sur nos capacités naturelles associées aux principes fondamentaux. Ces capacités sont les suivantes :

1. La capacité du désir, appliqué avec constance à un objectif, à faire bouger nos expressions internes et externes de l'énergie (la force vitale) d'une façon qui change fondamentalement notre expérience de la vie.

2. La capacité de notre mental à se dépasser naturellement pour aller vers la tranquillité. C'est la conscience sans aucun objet, appelée également silence intérieur, ou pure conscience de félicité.

3. La capacité du mental à raffiner sans effort la pensée d'un son (un mantra), amenant naturellement le mental vers la tranquillité encore et encore. Certains sons résonnent avec notre système nerveux. Ces sons peuvent être utilisés de manière sélective pour stimuler le système nerveux vers une transformation ordonnée.

4. La connexion mental-corps qui permet à la tranquillité du mental, cultivée de façon naturelle, d'induire la tranquillité de notre corps, du métabolisme et de la respiration. Cela se fait grâce à

la connexité du yoga, expérimentée de bien des façons à travers notre système nerveux.

5. La capacité de notre système nerveux à conserver de façon naturelle la qualité de tranquillité, notre conscience intérieure silencieuse de félicité, même en dehors de toute pratique. Cet état, qui porte bien des noms, est celui du *témoin silencieux*.

6. La capacité à contrôler et réguler la respiration pour stimuler le flot de la force vitale dans le système nerveux, produisant une sensation de relaxation et d'extase dans le corps.

7. La capacité du silence intérieur et du flot de la force de vie dans le corps à éliminer les obstructions logées profondément dans notre système nerveux, purifiant et ouvrant peu à peu notre conscience à une expérience toujours plus grande de paix intérieure, d'énergie créatrice, de bonheur et d'amour.

8. La capacité à retenir et contrôler la respiration pour éveiller l'immense réserve de force vitale située dans la région pelvienne : l'énergie sexuelle est tirée vers le haut dans notre système nerveux pour compenser la réduction de l'apport d'oxygène quand on retient doucement sa respiration.

9. La capacité de l'attention à influencer le flot de la force de vie dans le corps, en particulier quand elle est combinée avec la retenue et le contrôle de la respiration.

10. La capacité de certains nerfs et plexus nerveux à être stimulés physiquement pour augmenter et diriger le flot de la force de vie dans le corps.

11. La capacité de la neurobiologie dans le centre et le devant de la tête (le troisième œil) à se connecter avec la neurobiologie située près de la base de la colonne vertébrale et de l'immense entrepôt de force vitale (l'énergie sexuelle) dans cette région, et à la diriger (contrôler).

12. La capacité du nerf au centre de la colonne vertébrale à conduire la force de vie et l'énergie extatique entre la région pelvienne et le troisième œil. On l'appelle le nerf spinal (sushumna).

13. La capacité du nerf spinal à rayonner la force de vie et l'énergie extatique à travers le corps tout entier et au-delà, vivifiant tous les aspects de la neurobiologie plus élevée en nous et dans l'environnement autour de nous d'une façon harmonieuse et ordonnée. C'est la montée du rayonnement extatique ou kundalini.

14. La capacité du système nerveux à amplifier le pouvoir d'une pensée quand on la laisse partir profondément dans le silence intérieur, produisant de grands effets de purification dans le corps et l'environnement tout autour.

15. La capacité du silence intérieur et de l'énergie extatique à fusionner et à se maintenir dans notre

système nerveux comme présence du *Un* conscient de lui-même. On l'expérimente comme une félicité extatique. A travers une enquête naturelle dans la tranquillité, nous en venons à la connaître comme la manifestation de notre *Soi* divin.

16. La capacité de la félicité extatique à émaner de nous comme un amour divin qui se répand dans notre environnement. Alors nous voyons notre *Soi* dans tout ce que nous rencontrons. C'est l'épanouissement naturel de l'amour divin au service de tous les êtres.

Toutes ces capacités existent en nous. Elles ont juste besoin d'un petit coup de pouce pour commencer à provoquer des changements dans le fonctionnement de notre système nerveux. Avec un éventail complet de pratiques de yoga (ou même seulement avec celles qui sont essentielles), nous pouvons faire beaucoup pour encourager, stimuler toutes les capacités naturelles que nous avons pour avancer sur le chemin de la transformation spirituelle humaine.

Chacun réagit un peu différemment aux stimulations provoquées par les pratiques de yoga. Ceci est dû aux différences que nous avons tous dans la structure des obstructions intérieures qu'il nous faut dissoudre avec fermeté et prudence. Avec le yoga, nous pouvons tous faire le voyage de la transformation. Il ne s'agit que de gérer la conduite de nos pratiques. C'est ce que nous appelons une *pratique que l'on dirige soi-même*, ce qui implique de définir une stratégie pour construire une routine de pratiques journalières progressive et sûre. On doit le faire pas à pas, ainsi que discuté dans le prochain chapitre.

Dans ce but nous tirons parti d'une gamme étendue de pratiques qui activent les capacités listées ci-dessus, nous permettant d'expérimenter consciemment l'accomplissement des cinq principes fondamentaux.

Un inventaire des pratiques

Nous avons parlé des principes fondamentaux et de nos capacités innées à la transformation spirituelle humaine. Maintenant, comment mettons-nous tout cela en application ? Il est clair que les pratiques utilisées, la façon dont nous les appliquons et les résultats obtenus dans notre vie quotidienne sont les points essentiels.

Cela fait des milliers d'années que l'on développe et applique des pratiques spirituelles, commençant avec les méthodes utilisées par nos lointains ancêtres qui vivaient proches de la terre comme chasseurs/cueilleurs et fermiers. Autrefois, des rites et rituels anciens étaient au cœur de la pratique spirituelle, avec l'espoir d'obtenir une vie meilleure en harmonie avec la nature. Avec le temps, les méthodes ont été raffinées pour tenir compte de ce qui se passait dans le système nerveux humain proprement dit, et l'on s'est de plus en plus tourné vers l'intérieur. Les *Yoga-Sutras de Patanjali* représentent un des sommets de la compréhension des temps passés. Nombre des anciennes écritures utilisées aujourd'hui reflètent des compréhensions similaires formées par nos ancêtres, à partir des expériences d'un petit nombre. Maintenant il est temps pour nous d'élargir l'ancienne connaissance, en nous basant sur les expériences d'un grand nombre.

Examinons un inventaire des pratiques reflétant ce qui a été présenté dans les instructions écrites AYP. Elles ont été assemblées à travers les années en mesurant l'efficacité de pratiques individuelles. Et, encore plus important, en évaluant l'efficacité d'une *intégration* des pratiques. Ces pratiques, prises dans leur ensemble, ne représentent la tradition de personne. Elles représentent toute la gamme des *huit branches du yoga*, non parce qu'il le faudrait mais en raison de leur efficacité dans une pratique réelle. Tant les pratiques que les huit branches sont dérivées des caractéristiques du système nerveux et de sa capacité naturelle à passer par le processus de la transformation spirituelle humaine.

Les descriptions qui suivent n'ont pas pour but d'être des instructions pour les pratiques, instructions que l'on trouve dans le reste des *écrits AYP*. Nous en donnons la liste pour préparer la tâche plus large de mettre au point un programme de pratique journalière, à suivre pas à pas. Une fois terminé ce livre, vous devriez être prêts à structurer et gérer une *pratique spirituelle autonome*.

Voici notre inventaire des pratiques, les matériaux de base que nous allons utiliser dans le reste de ce livre :

1. **Bhakti** – Nourrir le désir pour notre idéal choisi le plus élevé (amour de la vérité et/ou de Dieu dans le cœur), pour aller vers des pratiques journalières. La bhakti/désir est le moteur qui entraîne toutes les pratiques de yoga. Nous le faisons en favorisant notre idéal choisi le plus élevé (ishta), ce faisant nous redirigeons systématiquement nos désirs et nos émotions, qu'elles soient positives ou négatives. De cette façon, une énorme dynamique

nous conduisant vers l'illumination est créée en nous et autour de nous. Nous attirons alors comme un aimant tout ce dont nous avons besoin pour progresser dans notre voyage, y compris la volonté de nous engager dans des pratiques de yoga journalières aussi longtemps qu'il le faudra pour achever notre voyage.

2. **La méditation profonde** avec le mantra *I AM* (AYAM), plus les différentes améliorations du mantra ajoutées au fil du temps. La méditation profonde implique de favoriser facilement le mantra pour amener le mental (et le corps) dans la tranquillité encore et encore deux fois par jour, stimulant une purification profonde de notre système nerveux, et générant un silence intérieur permanent plein de félicité.

3. **Le pranayama de la respiration spinale** – La principale pratique pour éveiller et équilibrer la force de vie dans le nerf spinal entre le troisième œil (le front) et la racine (le périnée). C'est la montée de la conductivité extatique et du rayonnement. On l'appelle également l'éveil de la *kundalini*. La respiration spinale peut être enrichie par toute une série de pratiques additionnelles, qui augmentent la stimulation de la force de vie dans le nerf spinal.

4. **Mulabandha/Asvini** – manipuler le sphincter anal et d'autres muscles du plancher pelvien pour éveiller la force de vie (kundalini) à la racine.

5. **Sambhavi Mudra** – un moyen pour produire une stimulation physique directe des mécanismes neurologiques du troisième œil dans la tête, impliquant de lever et centrer gentiment les yeux vers le point entre les sourcils, tout en fronçant légèrement le front. On obtient ainsi une stimulation stable et contrôlée de la kundalini à la racine et à travers le système nerveux.

6. **Asanas (postures)** – les flexions et étirements systématiques du corps qui sont des compléments naturels du pranayama de la respiration spinale et de la méditation profonde. Les asanas aident à cultiver et purifier le système nerveux, facilitant la montée du silence intérieur immuable et de la conductivité extatique dans le corps.

7. **Siddhasana** – une façon puissante de s'asseoir pendant les pratiques pour éveiller la kundalini extatique à la racine, en appliquant le principe de préserver et cultiver l'énergie sexuelle. Le talon est placé sous le périnée pendant la respiration spinale et la méditation profonde, permettant ainsi une stimulation préorgasmique permanente de l'énergie sexuelle. Avec le temps, le système nerveux tout entier est illuminé par cette procédure, une fois qu'elle est intégrée aux pratiques assises efficacement et confortablement.

8. **Yoni Mudra Kumbhaka** – une pratique puissante (à utiliser avec modération) qui aide à ouvrir le

troisième œil avec la pression de l'air dans les fosses nasales et les sinus, et à éveiller la force de vie (kundalini) dans tout le système nerveux. Yoni mudra kumbhaka implique la rétention du souffle (kumbhaka) et toute une série de mudras et bandhas.

9. **Les relations sexuelles tantriques** (la méthode pour se retenir et les pratiques additionnelles) – similaires aux dynamiques de siddhasana et utilisées pendant des relations sexuelles normales avec ou sans partenaire, appliquant le principe de préserver et cultiver l'énergie sexuelle. Quand elles sont utilisées en plus des pratiques assises journalières, les méthodes sexuelles tantriques sont un moyen additionnel puissant pour vivifier et distribuer la force vitale (kundalini) à travers le corps.

10. **Kechari Mudra** (plusieurs étapes) – il s'agit avec le temps d'élever graduellement le bout de la langue vers (1) le plafond de la bouche là où les parties dure et molle du palais se rejoignent, (2) au-dessus de la partie molle du palais vers le bord arrière du septum nasal spirituellement érogène, (3) vers le sommet de la cavité du pharynx nasal, et (4) au point entre les sourcils alternant de l'intérieur à travers les fosses nasales spirituellement sensibles. Entrer dans le stade 2 de kechari est une transition spectaculaire, spécialement quand c'est en relation avec la conductivité extatique résultant de l'application

d'une intégration des pratiques de yoga. Kechari est un stimulant important pour une kundalini déjà en train de bouger (ce qu'indique une sensibilité extatique du septum), jouant un rôle important dans l'établissement en permanence de la conductivité extatique et du rayonnement dans tout le corps.

11. **Uddiyana bandha et nauli** – Stimuler le mouvement vers le haut de l'énergie extatique, en particulier via le système digestif, en utilisant le diaphragme et les muscles abdominaux à poumons vides. Nauli implique de faire tournoyer les muscles abdominaux, ce qui stimule la neurobiologie extatique à l'intérieur et autour du circuit gastro-intestinal.

12. **Jalandhara dynamique (la pompe cervicale)**, avec ou sans kumbhaka (rétention du souffle). Faire tourner la tête tout en laissant systématiquement tomber le menton à chaque rotation vers le creux de la gorge, stimulant ainsi les énergies extatiques entre le cœur et la tête et à travers tout le corps.

13. **Samyama** – le processus consistant à initier et à laisser partir des pensées spécifiques (sutras) au plus profond de notre silence intérieur, produisant des effets de purification puissants à travers le système nerveux et au-delà. Les effets qui peuvent se manifester sont qualifiés de *pouvoirs surnaturels*, ou encore de *siddhis ou miracles*. Le

samyama est pratiqué pour la purification spirituelle et la réalisation que la vie est un flot sans fin de *tranquillité en action.* Il existe différentes sortes de samyama : le samyama de base, le samyama cosmique (yoga nidra), le samyama avec les asanas, avec la prière, et l'habitude d'utiliser le samyama pour enrichir bien des aspects de la vie quotidienne.

14. **Le pranayama du bastrika spinal** – respiration rapide dans le nerf spinal entre le troisième œil (front) et la racine (périnée), qui accélère la purification du nerf spinal et de tout le système nerveux. Le bastrika peut aussi être dirigé sur des zones particulières de résistance dans le nerf spinal.

15. **Alimentation et shatkarmas** (techniques de nettoyage) – les comportements (niyamas) qui purifient le corps et augmentent le flot de la tranquillité et de l'énergie extatique à travers le système nerveux. La digestion joue un rôle clé dans la montée de l'extase dans la neurobiologie, produisant des substances raffinées qui illuminent tout le corps et au-delà. On sait depuis longtemps qu'une alimentation légère et nourrissante aide à la vie spirituelle, de même qu'une moindre dépendance à l'alcool, au tabac et aux drogues récréatives. Un jeûne occasionnel peut aussi aider à la purification interne et à l'ouverture de même qu'un usage modéré d'amaroli (urinothérapie). D'autres bénéfices spirituels peuvent être obtenus

par l'usage de méthodes de nettoyage (shatkarmas) pour le circuit gastro-intestinal, les fosses nasales et les sinus. Pour être vraiment efficaces, ces méthodes dépendent de l'application d'une gamme de pratiques de yoga quotidiennes, qui cultivent le silence intérieur et la conductivité extatique dans le système nerveux. A mesure que nous avançons dans la méditation profonde, nous pouvons être attirés naturellement vers ces méthodes grâce à la connexité du yoga en nous.

16. **Recherche du Soi** (prendre conscience de notre *Soi* non duel) – un questionnement surgissant spontanément pendant l'activité quotidienne, conduisant inévitablement à reconnaître notre nature essentielle : la tranquillité absolue de la pure conscience de félicité, le socle unificateur de toute existence. Ce questionnement peut commencer avec la question, « Qui suis-je ? » La recherche du Soi est souvent associée à notre désir spirituel originel (bhakti), et plus tard nous aide quand nous approchons de la réalisation de l'illumination. La relation de notre enquête avec la réalité dépendra de l'intensité de notre bhakti et du silence intérieur (le témoin) cultivé avec la méditation profonde. Avant cela, la recherche du Soi ne sera pas grand-chose de plus qu'un exercice mental, un exercice le plus souvent frustrant et prêtant à confusion, car le mental ne peut procurer l'illumination. Nous devons aller au-delà du mental. L'illumination n'est pas une idée. C'est un état du système nerveux, permettant la

perception de toutes les expériences intérieures et extérieures (pensée comprise) à partir de la perspective du silence intérieur, notre témoin silencieux, notre *Soi* divin.

17. **Karma Yoga** (le service aux autres plein d'amour) – une pratique naturelle que nous découvrons émerger dans la vie de tous les jours, un résultat du silence intérieur qui grandit, du rayonnement extatique et du flot de l'amour divin se répandant au-dehors. C'est une conséquence de la purification et de l'ouverture du système nerveux par les pratiques de yoga. C'est la montée de notre état naturel d'être, le silence intérieur immuable et une effusion sans fin de félicité extatique et d'amour divin. C'est la grande vérité inhérente en chacun de nous : la réalité de l'amour divin. Quand nous avançons dans le yoga, cela devient clair comme du cristal. Certains le savent dès leur première assise en méditation profonde. Toutes les pratiques ne sont que des tremplins pour nous conduire de notre désir initial d'accomplissement (la bhakti) à travers la purification et l'ouverture indispensables vers l'expression finale de *Cela* dans le karma yoga, faisant pour les autres comme nous voudrions que l'on fasse pour nous, car nous reconnaissons les autres comme des expressions de notre propre *Soi*.

Les pratiques ci-dessus sont les méthodes de yoga essentielles utilisées dans le système AYP, basées sur une application pratique de nos capacités spirituelles innées à la transformation spirituelle humaine dont nous avons parlé précédemment. Dans le chapitre suivant nous verrons comment ces pratiques peuvent être utilisées pour construire une routine journalière efficace de pratiques compatibles avec une vie active dans le monde. En fait, la routine sera structurée de façon à utiliser automatiquement nos activités quotidiennes comme pratique spirituelle, sans avoir à y penser davantage.

Avant d'examiner comment construire une routine de pratique, nous allons prendre une vue d'ensemble du voyage que nous allons entreprendre.

Le voyage de la purification et de l'ouverture

Supposons que nous voulions pour commencer faire certaines des pratiques énumérées ci-dessus. Disons que nous avons un désir ardent de développement personnel et que nous décidons de faire la méditation profonde journalière. Que va-t-il se passer ?

Notre expérience peut être à peu près n'importe quoi, allant d'il ne se passe rien ou seulement peu de chose, à un peu de silence intérieur, à la sensation que des montagnes se mettent en mouvement à l'intérieur de nous. Cela peut être tout cela, arrivant à différents moments à travers les mois et les années de notre pratique journalière. Nos attentes ne seront pas la cause de ce qui arrive, si ce n'est par notre désir de rester régulier dans nos séances quotidiennes et d'être fidèle à la procédure de notre pratique. Cela mis à part, les attentes peuvent devenir un obstacle, une distraction. Il est donc indiqué de nous en tenir à notre pratique quotidienne et de vaquer à nos affaires dans nos activités habituelles. Une activité normale pendant la journée est tout aussi importante, car elle joue un rôle essentiel en stabilisant ce que nous avons gagné dans notre pratique de la méditation.

Quand nous entreprenons la méditation profonde journalière, et que nous ajoutons plus tard d'autres pratiques étape par étape, nous nous embarquons pour un voyage de purification et d'ouverture. Toutes nos expériences vont en dépendre. En cultivant le silence intérieur (samadhi), un processus vaste et complexe sera stimulé en nous qui peut être décrit comme *la tranquillité en action*. En nous intériorisant profondément, nous stimulons et éveillons une force cosmique qui est l'essence de notre être. Elle va se manifester en nous et dans notre vie quotidienne de toutes sortes de façons. C'est un processus d'éveil naturel que nous sommes en train d'aiguillonner, un processus qui tire notre système nerveux vers un niveau de fonctionnement beaucoup plus élevé. Ce faisant, des impuretés et obstructions qui sont en nous depuis longtemps seront automatiquement dissoutes. Les symptômes du processus de purification se feront sentir dans les pensées, les émotions et des manifestations physiques. C'est le but du voyage : la purification et l'ouverture. Il est important que nous le comprenions, car une grande partie de ce que nous faisons sur notre chemin consiste à gérer ce processus pour progresser avec le maximum de confort et de sécurité. Si nous ne le faisons pas, des symptômes excessifs de purification et d'ouverture peuvent se produire, conduisant à toutes sortes de problèmes qui nous font perdre la motivation à continuer les pratiques journalières.

Imaginez un tuyau (notre système nerveux) plutôt encrassé, incapable de laisser passer autant d'eau (la pure conscience de félicité) qu'il le pourrait. Nous branchons donc le tuyau à une arrivée d'eau puissante (la méditation profonde). Le flot à travers le tuyau augmente, mais cela ne va pas sans une certaine résistance à cette nouvelle intensité du courant et sans qu'une bonne quantité de boue ne sorte à l'autre bout du tuyau au fur et à mesure du nettoyage. C'est l'histoire de la purification et de l'ouverture de notre système nerveux à mesure que le processus de la transformation spirituelle humaine progresse avec le temps. Et cela prend du temps. Contrairement à ce que certains peuvent dire, l'illumination n'est pas l'évènement d'une nuit. Même si des niveaux de réalisation peuvent sembler soudains, il y en a beaucoup à traverser et cela prend du temps en pratiques journalières et en une gestion continue des pratiques pour faciliter le processus de purification et d'ouverture. C'est ce que nous appelons : « *self-pacing* ».

Une autre façon de voir ce processus, reflétant la qualité changeante de notre expérience quand nous avançons, est l'analogie avec le soleil et les nuages dans le ciel. En progressant avec la méditation profonde et les autres pratiques spirituelles, nous aurons des aperçus de notre propre silence intérieur, qui peut prendre la qualité d'un rayonnement étincelant. Il est possible que pendant un instant nous ayons tout simplement plus de clarté, plus de tranquillité, ou que peut-être nous nous sentions vraiment lumineux de l'intérieur. Ensuite, de même que la lumière intérieure est venue, elle peut s'en aller pour un temps, tout à fait comme le soleil peut disparaître un moment quand un nuage passe devant lui par une belle journée. Avec nos pratiques, nous avons éclairci les nuages qui bloquaient notre lumière intérieure, notre soleil intérieur. Avec le temps, les nuages diminueront et deviendront plus espacés, et nous deviendrons un véhicule beaucoup plus pur de la lumière. C'est ainsi que nos activités dans notre vie quotidienne normale s'élèvent de bien des façons. Plus nous demeurons dans le silence intérieur, moins les obstructions passeront devant notre lumière intérieure, et plus nous vivrons une vie illuminée.

Ces deux images, le tuyau et le ciel ensoleillé, donnent une idée de la façon dont le processus de purification et d'ouverture progressera avec le temps à mesure que nous entreprendrons et continuerons nos pratiques spirituelles autonomes. A certains moments, nous pouvons sentir que la purification et l'ouverture sont plutôt épaisses et boueuses, comme avec le tuyau lavé à grande eau. A d'autres moments, nous pouvons nous sentir plutôt légers et lumineux comme une journée ensoleillée, où les seules fausses notes seraient quelques nuages s'effilochant en passant devant nos yeux, pour disparaître à nouveau. Il y a toutes sortes de niveaux d'expérience dans le processus global de purification et d'ouverture, à mesure que nous avançons sur notre chemin vers l'illumination. Il en va comme d'un long voyage en voiture où toutes sortes de paysage défilent tout au long de la route. Certains peuvent être magnifiques, d'autres beaucoup moins. Quel que soit le paysage, nous poursuivons notre route à bonne allure, ralentissant quand nous traversons les inévitables passages difficiles. Nous n'arrêtons pas non plus notre voyage pour suivre les appels des expériences spirituelles exotiques qu'il est vraisemblable de rencontrer. Elles aussi font partie du paysage. Nous prenons plaisir au voyage, sans pour autant cesser de poursuivre jusqu'à notre destination de silence intérieur immuable, de félicité extatique, d'effusion d'amour divin et d'unité.

Maintenant, nous allons examiner plus en détail l'art de développer une routine de pratiques que nous pouvons diriger nous-mêmes pour qu'elle convienne le mieux possible à nos besoins individuels. Avec une bonne information concrète sur des pratiques efficaces et un mode d'emploi à notre disposition, et avec une expérience de première main augmentant régulièrement, qui pourrait être mieux qualifié que nous pour nous conseiller sur ce qu'il faut faire ?

Chapitre 3 – Une pratique autonome

Nous avons passé en revue la structure générale des pratiques intégrées des *Huit branches du yoga* et nous avons approfondi les spécificités de ces pratiques et comment elles sont liées à nos capacités innées à passer par le processus de la transformation spirituelle humaine. Nous avons aussi donné une idée du voyage de purification et d'ouverture dans lequel les pratiques spirituelles vont nous entraîner. Le pas suivant est de mettre tout ensemble pour construire une routine de pratiques au long cours compatible avec notre personnalité et les circonstances. Le moment est venu de nous prendre en charge et d'utiliser ce qui nous a été apporté. C'est ce que nous appelons une *pratique spirituelle autonome*.

Comme nous le verrons, une pratique que l'on dirige soi-même a plusieurs volets : les pratiques assises journalières et les autres pratiques moins structurées que nous choisissons de faire pendant nos activités quotidiennes habituelles. Le but est de trouver un équilibre qui anime notre vie de façon positive, sans nous surcharger de trop de méthodes et de préoccupations spirituelles. Une vie spirituelle est une vie heureuse, libre du fardeau de règles et de règlements non désirés. Il n'y a pas de doute qu'une certaine discipline est nécessaire pour conserver une pratique journalière. Mais elle n'est encouragée que pour enrichir notre vie dans l'ici et maintenant, non pour placer un fardeau inutile en vue de quelque illumination future que nous pouvons ne jamais trouver. S'il existe une chose telle que l'illumination, nous la trouverons de plus en plus chaque jour en continuant notre voyage de pratique spirituelle autonome. Nous la trouverons dans notre carrière, notre famille et nos relations, et dans notre engagement dans le monde de façon toujours plus solidaire et joyeuse.

Construire une routine journalière (un tableau des pratiques)

Comment allons-nous construire une routine journalière de pratiques spirituelles ? Il est possible de partir de différents endroits. C'est certainement le cas de la plupart de ceux qui lisent ce texte. Il est possible de partir de pratiquement n'importe quel point des *Huit branches du yoga*.

De nos jours, les postures de yoga (asanas) sont très populaires. Ils sont des millions à avoir commencé le chemin des pratiques spirituelles avec les postures de yoga. Peut-être n'ont-ils choisi ce genre de yoga que pour la relaxation, un peu de paix, ou de bien-être physique. Néanmoins, c'est une entrée dans les pratiques spirituelles, comme le savent tous ceux qui ont pratiqué les postures de yoga depuis quelques années.

Les pratiques spirituelles ont peut-être commencé sous forme de prière et d'adoration dans le cadre de notre religion, comme une expression de notre désir venu du fond du cœur de « connaître Dieu ». Élever notre désir au niveau de la dévotion à notre idéal choisi est une étape clé du chemin spirituel. C'est là où nous commençons tous d'une façon ou d'une autre. Un chemin sans désir n'est pas un chemin. Le désir de réaliser notre potentiel le plus élevé n'a pas besoin d'un contexte religieux, mais c'est très bien si c'est le cas. Les méthodes du yoga ne font pas de différence. La transformation spirituelle humaine peut arriver tout aussi bien avec un contexte religieux que sans.

Jusqu'à aujourd'hui nous avons tous fait quelque chose pour notre condition spirituelle. Le simple fait de lire ce livre indique que nous envisageons d'en faire plus. Mais quoi ? Dans l'approche AYP, nous visons l'efficacité, nous cherchons à optimiser la relation entre les causes et les effets dans la pratique spirituelle. Ainsi, nous gardons les leviers de contrôle entre les mains du pratiquant, là où ils appartiennent. Avec le pratiquant (vous) au contrôle, la routine de pratique peut être construite pas à pas, et gérée de façon à avoir le progrès maximum avec un bon confort et en sécurité. Personne ne peut conduire notre voiture pour nous sur l'autoroute, nous devons le faire nous-mêmes. C'est un long voyage que nous entreprenons, un marathon, non un sprint, et nous devons avancer un pas après l'autre.

La routine de base des pratiques

Dans l'approche AYP nous commençons avec la méditation profonde. En conséquence, peu importe où nous avons pu commencer nos pratiques dans le passé, si nous choisissons d'utiliser le système AYP, il est suggéré de commencer avec la méditation profonde. Une fois établis dans la méditation profonde deux fois par jour, nous pouvons ajouter les pratiques additionnelles en suivant une progression et un calendrier flexibles, en accord avec nos inclinations et expériences individuelles. L'ordre général pour <u>apprendre</u> (non pour faire) se présente à peu près comme suit :

- Méditation profonde

- Pranayama de la respiration spinale
- Asanas (postures)
- Mudras et bandhas
- Samyama

Nous n'entreprenons pas tout cela en une semaine ou en quelques mois, ni même en une ou plusieurs années. Cela nous prend au minimum des mois pour assimiler chaque catégorie de pratique de la liste. Chacune de ces pratiques comporte de multiples éléments qui peuvent être mis en œuvre au fil du temps. La liste est donc très simplifiée dans le but de donner une idée.

La méditation profonde et le samyama ont d'abord pour but de cultiver le silence intérieur. Le pranayama de la respiration spinale, les asanas, mudras et bandhas ont d'abord pour but de cultiver le côté énergétique de notre neurobiologie, ouvrant la voie à la montée de la conductivité extatique. Ensemble, le silence intérieur et la conductivité extatique forment les deux piliers essentiels de l'illumination. C'est la fusion ou *mariage* des deux qui accomplit la promesse du yoga, l'union, qui s'exprime comme *Un* ou *Unité*, actualisant la *tranquillité en action* dans la vie de tous les jours.

Les pratiques mentionnées ci-dessus résument notre routine de pratiques biquotidiennes. A cela s'ajoute notre activité normale journalière qui fait également partie de la pratique, car c'est le moment où nous intégrons de façon naturelle ce que nous avons gagné pendant nos *pratiques assises*. C'est une chose de cultiver le silence intérieur et la conductivité extatique pendant les pratiques, c'en est une autre de stabiliser ces qualités quand nous vaquons à nos activités quotidiennes. Il est donc très important de garder une vie active.

En plus de nous engager dans des pratiques journalières tout en restant actifs, il existe des méthodes additionnelles et des comportements que nous pouvons entreprendre dans notre vie qui amélioreront nos progrès. A mesure que dans notre vie nous développons davantage de silence intérieur immuable et un rayonnement naturel, nous les verrons monter comme des *tendances naturelles*. Dans les huit branches du yoga, ces comportements font généralement partie des *yamas* et *niyamas* et peuvent inclure :

- Une réduction des actions négatives
- Davantage d'honnêteté dans toutes les transactions
- La préservation et le raffinement de l'énergie sexuelle
- Une alimentation plus légère et plus nourrissante
- Un besoin de s'engager dans un nettoyage interne du corps
- L'étude de la spiritualité et la recherche du Soi
- Un désir intense de Dieu/de la Vérité
- Une plus grande inclination à aider son prochain
- Davantage d'équanimité et de contentement dans la vie

Cela ne veut pas dire que toutes ces choses vont être vécues ou entreprises de façon systématique, ou qu'elles vont arriver tout de suite. A mesure que notre conscience grandit, c'est à travers nos propres choix que ces choses tendront à faire davantage partie de notre vie. Nous découvrirons qu'elles se glissent naturellement dans notre vie quand nous vaquons à nos activités entre nos séances quotidiennes de pratique, et nos choix seront affectés par des améliorations naturelles de notre propre *perception*.

A travers les *écrits AYP*, des instructions ont été données pour ces comportements et moyens additionnels. Des techniques ont été décrites pour préserver et cultiver l'énergie sexuelle (les outils du *tantra*, adaptables à n'importe quel style de vie : hétérosexuel, homosexuel, solo/masturbation ou chasteté), des principes et modes d'emploi pour l'alimentation (comprenant les suggestions de l'Ayurveda pour l'alimentation), des shatkarmas (techniques de nettoyage interne), amaroli (urinothérapie), des principes et règles pratiques pour la recherche du Soi, les méthodes de la bhakti (l'utilisation du désir et de la dévotion), et les principes du karma yoga (l'action au service de notre idéal le plus élevé).

Toute une gamme d'activités est affectée dans notre vie quand nous nous engageons dans des pratiques spirituelles journalières. En fait, tout est affecté.

Qu'avons-nous en retour ?

La paix et le bonheur !

Et nous n'avons pas grand-chose à faire pour y arriver. Une fois rassemblés le désir et la détermination de pratiquer la méditation profonde pendant quelques minutes matin et soir, le reste est pratiquement automatique. A partir du moment où la tranquillité monte et bouge à l'intérieur de nous, tout se met en mouvement, et nous faisons ce que nous sommes enclins à faire. Toutes les ressources sont à notre disposition pour que nous prenions avantage de ce qui nous convient. C'est ainsi que fonctionne une pratique spirituelle autonome.

Le tableau des pratiques

Dans le roman *Secrets of Wilder*, un tableau des pratiques en « anglais courant » est montré, couvrant les principales pratiques assises AYP et leurs relations dans un programme de pratiques. Ce tableau a été mis à jour et amélioré, et il est inclus dans ce livre. Dans beaucoup de cas, le tableau ainsi mis à jour indique le nom original des pratiques en sanscrit, et il comporte nombre d'éléments nouveaux, incluant des pratiques additionnelles, distinguant ce qui relève du yoga intentionnel et ce qui relève du yoga automatique, ainsi que d'autres particularités pour équilibrer une approche systématique avec les besoins spécifiques d'une pratique spirituelle autonome. En d'autres mots, tant l'approche AYP que le tableau des pratiques reconnaissent qu'une taille unique ne convient pas à tout le monde.

Le tableau peut être utilisé pour planifier et suivre la mise en place de notre routine de pratique quotidienne en fonction de notre niveau d'expérience et de nos inclinations à entreprendre les prochaines étapes de façon systématique.

Examinons maintenant ce tableau.

AYP-TABLEAU DES PRATIQUES

Principales pratiques Séquence *>	Pranayama respiration spinale			Pratiques énergétiques			Méditation profonde			Samyama de base			Pratiques énergétiques			Samyama cosmique		
Ordre pour apprendre >	2ème			3ème			1er			4ème			5ème			6ème		
Niveau **>	B	I	A	B	I	A	B	I	A	B	I	A	B	I	A	B	I	A
Pratiques énergétiques																		
Mulabandha		I	I						A			A						A
Sambhavi Mudra	B	I	I						A			A						A
Siddhasana		I	I					A	A	A	A							
Uddiyana ou Nauli		I	I						A			A						A
Kechari Mudra		I	I						A			A						A
Bastrika spinal					I	I												
Yoni Mudra					I										I			
Pompe cervicale						I												
Mudra de tout le corps			A			A			A			A			A			A
Durée des pratiques ***																		
Standard	5-10 min			2-5 min			10-20 min			5-10 min			2-5 min			5 min		
Agressive	Plus de 10 min			Plus de 5 min			Plus de 20 min			Plus de 10 min			Plus de 5 min			Plus de 5 min		

Notes:

  * Chaque cycle des pratiques principales est précédé par les asanas (postures), et suivi d'un repos.
** Niveau du pratiquant : B = Basique, I = Intermédiaire, A = Avancé
*** Les pratiques se font deux fois par jour, chaque fois pour la durée indiquée. Les retraites structurées peuvent inclure plus de cycles de pratique par jour.
« I » pour pratique intentionnelle
« A » pour pratique automatique

Ce tableau n'est pas aussi compliqué qu'il peut le sembler au premier abord. Les pratiques principales figurent en tête de colonne, dans l'ordre où elles sont faites dans chaque séance, de la gauche vers la droite. La seconde ligne en haut du tableau montre l'ordre suggéré pour apprendre les pratiques, la méditation profonde en premier, le pranayama de la respiration spinale en deuxième et ainsi de suite…

Dans la colonne tout à gauche du tableau, les différentes pratiques liées à l'énergie sont montrées. Vers le bas de la colonne vous verrez *Yoni Mudra* et *la pompe cervicale* en gras. Dans les deux cas il s'agit de pratiques à facettes multiples qui peuvent comprendre la plupart des pratiques énergétiques listées plus haut, en fonction de l'intensité avec laquelle elles sont utilisées.

La mudra de tout le corps, également montrée en gras en bas de la colonne de gauche, est plus un effet des pratiques qu'une pratique proprement dite. Cette mudra a été incluse, car elle est un yoga automatique important qui apparaît à mesure que l'ensemble de notre pratique avance, et que la conductivité extatique monte dans la neurobiologie comme un phénomène autonome.

La grille du tableau montre les étapes *basiques*, *intermédiaires* et *avancées* pour chacune des pratiques principales, et indique les pratiques énergétiques qui peuvent se faire à mesure qu'avec le temps le pratiquant devient plus avancé. Les pratiques mentionnées dans la grille sont désignées par un « I » ou par un « A » suivant qu'il s'agit de pratiques intentionnelles ou automatiques. Les *pratiques intentionnelles* sont celles que nous choisissons de faire en suivant la procédure qui nous est fournie dans les instructions écrites d'AYP. Les *pratiques automatiques* sont celles que nous sommes susceptibles d'expérimenter spontanément pendant notre pratique ou à d'autres moments de la journée. Nous privilégions simplement les pratiques intentionnelles sur les automatiques pour les raisons qui sont expliquées dans la discussion sur le « self-pacing » dans une prochaine section de ce chapitre.

En bas du tableau, la durée normale des pratiques est indiquée à la fois pour des approches *standard* et *agressive* des pratiques. Les temps de pratique de la catégorie agressive peuvent conduire à une purification et une ouverture excessives dans le système nerveux avec les problèmes correspondants. Même les temps de pratique standard peuvent être excessifs pour ceux qui sont sensibles aux pratiques. On en revient toujours à l'expérience individuelle et à une gestion des pratiques permettant un progrès maximal tout en restant confortable. Les durées montrées dans le tableau ne sont que des suggestions et peuvent être ajustées pour convenir aux capacités et besoins de chacun.

Le tableau des pratiques n'a pas pour but de fixer une fois pour toutes notre routine de pratique. C'est un outil visuel destiné à nous aider à construire le programme de pratique qui fonctionnera le mieux pour nous.

Trouver des instructions détaillées sur les pratiques

Il est évident qu'il est impossible d'inclure des instructions détaillées sur toutes les pratiques mentionnées dans ce petit livre. Ici nous voyons les éléments-clés d'une pratique efficace et nous suggérons comment ils peuvent être structurés dans une routine intégrée efficace au long cours. Les instructions pour chaque pratique sont données à travers les *écrits AYP*, que les pratiquants sérieux voudront étudier dans leur totalité.

Les leçons donnant des instructions détaillées sur les pratiques du tableau peuvent être trouvées dans le livre

AYP Easy Lessons for Ecstatic Living en se reportant à *l'index des sujets* dans la dernière partie du livre, ou dans *l'index des sujets* du site internet AYP Plus.

Les livres de la collection *AYP-série pour l'illumination spirituelle* donnent des instructions claires et concises sur les pratiques de base d'AYP, ainsi que l'indiquent les titres des livres et les descriptions des contenus que l'on peut trouver dans la page *Livres* du site internet AYP.

De même, le roman *Secrets of Wilder* est une histoire qui se passe dans les temps modernes et qui parle de la découverte et de l'application des pratiques, donnant aux lecteurs la possibilité de faire le voyage par procuration sur le sentier des pratiques et de la transformation spirituelle humaine.

Pour aller plus loin dans la lecture et l'assistance sur l'ensemble des pratiques, reportez-vous aux deux dernières pages de ce livre.

Construire notre routine – séquence et durée

Dans ce livre nous avons apporté une structure et à travers les *écrits AYP* nous avons donné les détails de nombreuses pratiques puissantes. Nous avons également fourni de bonnes raisons pour mettre en œuvre une intégration des pratiques journalières (le tout est plus grand que la somme des parties), et nous avons suggéré un ordre étape par étape pour y arriver. Pourtant, avec toute cette information, il incombe à chacun de nous de trouver l'application des pratiques journalières qui soit la meilleure pour nous, en étant compatible avec nos inclinations et notre mode de vie. Pour cette raison nous l'appelons une *pratique spirituelle autonome*, c'est-à-dire une pratique que l'on dirige soi-même. Qui peut mieux connaître ce qui fonctionnera le mieux pour nous ? Nous le découvrirons avec chaque nouvelle étape en appliquant ce que nous avons appris, et en faisant les ajustements nécessaires tout au long du chemin.

Si nous suivons l'approche AYP, nous aurons de nombreux choix à faire. Si nous combinons l'approche AYP avec des pratiques que nous avons faites, ou que nous avons l'intention de faire à l'avenir, nous nous engagerons dans un projet de recherche d'une bien plus grande complexité avec beaucoup plus de choix. A l'évidence, ce n'est pas pour des débutants, ou même des pratiquants à un stade intermédiaire.

Disons que nous partons aujourd'hui quasiment de zéro. Notre bhakti (désir spirituel) nous presse depuis déjà un certain temps et nous avons commencé la méditation profonde journalière.

Que faire ensuite ?

En regardant le tableau des pratiques, nous pouvons être tentés de sauter dans le pranayama de la respiration spinale, et peut-être d'ajouter quelques pratiques énergétiques pour faire bonne mesure.

Ce n'est pas une très bonne idée.

Après avoir commencé la méditation profonde, le pas suivant est de stabiliser notre routine deux fois par jour avant de prendre quelque autre pratique additionnelle. C'est la ligne de conduite à suivre quand on entreprend une nouvelle pratique : la stabiliser sur une longue période.

Combien de temps ?

Le temps nécessaire pour stabiliser n'importe quelle pratique variera en fonction du modèle spécifique de purification et d'ouverture propre à chacun. C'est donc à nous de l'évaluer. Nous saurons comment cela se passe par la façon dont nous nous sentons dans notre activité quotidienne. Les résultats dans la vie de tous les jours sont la mesure de notre pratique, et non ce que nous pouvons ressentir pendant les pratiques. Les expériences pendant les pratiques peuvent être n'importe quoi, et sont presque toujours des symptômes de purification et d'ouverture. Cela peut choquer ceux qui se sont engagés dans le yoga principalement pour avoir des expériences tape-à-l'œil. Les pratiques peuvent en produire des quantités, et nous ferons bien de les considérer comme des *paysages* sur la route vers l'illumination. Si nous nous attachons trop aux expériences, nous pouvons nous détourner des pratiques qui sont à la source de nos progrès.

Ce sont les pratiques qui produisent l'illumination, et non les expériences.

C'est un piège des plus ordinaires, comme d'entamer trop de pratiques à la fois. Avec le temps, nous acquerrons la maturité nécessaire pour considérer toutes nos possibilités, et la meilleure façon de procéder pour les épanouir.

Un pas après l'autre...Nous ne pouvons pas tout faire le premier jour, ni le premier mois ou la première année. Si nous essayons, il est sûr que nous trébucherons. Ce n'est pas trop grave, aussi longtemps que nous savons faire les ajustements nécessaires et continuer. Nous en parlerons plus en détail dans la prochaine section sur la gestion des pratiques (self-pacing).

Supposons que nous ayons pratiqué la méditation profonde pendant quelques mois avec une régularité d'horloge et que tout se passe bien. Nous en avons terminé avec la phase maladroite d'apprentissage avec le mantra *I AM*, la pratique se fait sans heurt, et nous commençons à remarquer un peu de silence intérieur dans notre activité quotidienne. C'est bien.

Que faire maintenant ?

C'est le moment d'envisager de commencer le pranayama de la respiration spinale, qui animera notre méditation profonde, en ajoutant une qualité dynamique à la tranquillité que nous cultivons en profondeur. Pour ceux qui ne sont pas attirés par la respiration spinale, une approche alternative (qui n'est pas montrée sur le tableau) est d'ajouter le samyama de base à la place de la respiration spinale ou d'autres pratiques énergétiques. Tout dépend de notre propre nature et de nos tendances.

Pour ceux qui pratiquent la méditation profonde, le pranayama de la respiration spinale et les pratiques additionnelles, et qui en sont finalement venus au bastrika spinal, cette dernière pratique peut se faire soit après la respiration spinale (ainsi qu'indiqué sur le tableau), soit auparavant. C'est un autre emplacement où l'on peut la mettre dans la routine d'ensemble des pratiques. Dans l'une ou l'autre place, elle sera également efficace. C'est une question de choix personnel.

Les pratiques AYP ne sont pas gravées dans le marbre. Nous voulons cultiver le silence intérieur et la conductivité extatique. La méditation profonde et le pranayama de la respiration spinale feront le travail. La méditation profonde et le samyama le feront aussi, pour autant que notre système nerveux soit suffisamment préparé à supporter la conductivité extatique. L'approche la plus fiable pour cultiver le silence intérieur et la conductivité extatique est de construire un mélange équilibré de techniques mentales, respiratoires et physiques. Comme déjà mentionné, nous pouvons développer des choses additionnelles en dehors des pratiques assises : tantra, recherche du Soi, service, etc.

Alors que nous aimerions tous avoir un plan précis pour construire notre routine de pratique, cela dépendra dans une large mesure de nos propres tendances. Nous avons tenté ici d'offrir un plan qui puisse fonctionner pour un large échantillon de chercheurs sérieux. Il est souple, et peut être adapté et ajusté de bien des façons pour convenir à chaque modèle individuel de purification et d'ouverture.

Il faut souligner que la flexibilité d'AYP (ou de n'importe quel système) a ses limites. Si l'on commence avec la méditation profonde, pour ensuite ajouter des pratiques multiples de toutes sortes de systèmes, en espérant trouver ainsi un raccourci pour l'illumination, les chances de pouvoir conserver une progression régulière et stable seront considérablement réduites. En fait, une telle approche aléatoire peut conduire à beaucoup d'inconfort et de confusion, et à beaucoup moins de progrès. En conséquence, même si le système AYP est souple, il n'est pas un chèque en blanc pour faire tout et son contraire.

De même, si l'approche AYP est appliquée sans aucune flexibilité, en négligeant les effets des pratiques dans l'activité journalière, cela peut provoquer des difficultés. Par *flexibilité*, nous voulons parler de prendre les pratiques avec bon sens de façon progressive et confortable.

Gérer ses pratiques (self-pacing)

Avec une routine de pratique deux fois par jour, nous prenons une route rapide pour l'illumination. Elle est potentiellement si rapide qu'il est essentiel de devenir habile à gérer les pratiques que nous faisons chaque jour, en mesurant les durées ou le nombre des répétitions, suivant de quelle pratique il s'agit. Nous ajustons la durée des pratiques autant que nécessaire pour maintenir une progression régulière et sans à-coups, pour éviter des problèmes excessifs dus à de trop nombreuses obstructions libérées dans notre système nerveux.

Cette gestion des pratiques est appelée « *self-pacing* » et en elle-même c'est aussi une pratique, une des plus importantes de tout l'arsenal AYP. Car, sans une bonne gestion, nous n'irons vraisemblablement pas très loin sur la route de l'illumination.

Application pratique du « Self-Pacing »

Un aspect essentiel des pratiques est de savoir traiter les expériences avec prudence, qu'elles soient banales, dramatiques ou extrêmes. C'est un chemin de joie, et nous avons le droit de prendre plaisir aux *paysages* rencontrés dans notre voyage vers l'illumination. Cependant, ce n'est pas le paysage qui va nous faire avancer sur notre chemin. Ce sont nos pratiques. Aussi, après un regard admiratif au paysage traversé, peu importe sa beauté ou la fascination qu'il nous inspire, nous revenons sans effort à la pratique que nous sommes en train de faire. Si les expériences spirituelles viennent pendant nos activités quotidiennes, ce qu'elles feront certainement, nous pouvons continuer à en jouir, ou revenir à ce que nous sommes en train de faire.

Si les expériences deviennent extrêmes ou inconfortables, que ce soit pendant la pratique, ou ensuite dans notre activité quotidienne, le conseil est de réduire notre pratique afin de retrouver l'équilibre. Par exemple, si nous nous sommes laissés entraîner par notre méditation profonde à méditer trop longtemps deux fois par jour, nous aurons peut-être mal à la tête ou de l'irritation pendant notre activité quotidienne.

Cela peut également arriver si nous nous levons trop vite après les pratiques, sans avoir observé un temps de repos suffisant. Entre nos pratiques et nos expériences dans la vie quotidienne, il y a une relation directe de cause à effet. Si nous nous sentons mal à l'aise, il est alors temps de réduire nos pratiques suffisamment et de nous assurer que nous prenons un repos suffisant à la fin pour retrouver l'équilibre. Si nous ressentons un déséquilibre avec une pratique normale, le retour en arrière sera sans doute temporaire. A mesure que nos symptômes négatifs disparaissent, nous pouvons reprendre notre niveau normal de pratique. En revanche, si nous en avons vraiment trop fait, et devons en supporter les conséquences, alors nous devrions ajuster la durée de notre pratique à un niveau raisonnable, nous permettant de continuer à vivre une vie normale, tout en intégrant de façon naturelle les bénéfices de nos pratiques dans notre activité quotidienne. Cela nous garantira les meilleurs résultats sur le long terme.

Nous avons toujours un choix. La vie spirituelle n'est pas quelque chose qui doive nous détourner d'une vie normale. Si c'est le cas, nous en avons probablement trop fait, soit récemment, soit à quelque moment du passé, et établir une routine stable de pratiques peut le corriger. La vie spirituelle est quelque chose qui peut être cultivée pour épanouir nos activités dans la vie de tous les jours, quelles qu'elles soient. Nous sommes libres de vivre notre expérience spirituelle qui grandit d'une façon compatible avec nos besoins. C'est notre vie, notre voyage, et notre illumination. Nous n'avons personne d'autre à devenir que notre propre *Soi*.

Le yoga automatique – Les mouvements physiques

A travers les siècles, les méthodes du yoga ont été déduites des capacités naturelles à l'épanouissement spirituel qui existent dans chaque système nerveux humain. Ce n'est pas le yoga qui détermine ces capacités innées. Il optimise leur application.

En nous engageant sur un chemin de pratique quotidienne, nous pouvons nous attendre à expérimenter toutes sortes de manifestations de nos capacités intérieures à la purification et à l'ouverture. Nous stimulons la neurobiologie spirituelle, il est donc naturel d'en avoir une réponse. Finalement, grâce à la connexité du yoga existant entre chaque organe, nerf et cellule de notre corps, la réponse sera globale. Avec une stimulation systématique dans les pratiques journalières, les connexions s'éveilleront et les choses commenceront à bouger.

Le mouvement peut venir sous forme d'un nouvel intérêt pour tout ce qui est spirituel : un désir d'étudier et d'en faire plus pour accélérer notre progression sur notre chemin spirituel. Il peut aussi venir sous forme d'un flot intérieur d'énergie extatique, ou d'autres symptômes énergétiques.

A certains moments, le mouvement peut aussi être tout à fait concret, sous forme de mouvements physiques et de postures se produisant automatiquement pendant notre routine habituelle de pratiques, et parfois en dehors des pratiques. Ces manifestations physiques de la connexité du yoga en nous sont qualifiées de *yoga automatique*.

Certains symptômes de yoga automatique peuvent inclure une respiration rapide (bastrika), un ralentissement ou un arrêt de la respiration (kumbhaka), la tête qui se penche en avant, en arrière, ou qui fait des cercles (différentes formes de jalandhara), le torse qui se penche vers l'avant et vers le bas pendant les pratiques assises (yoga mudra), d'autres mudras ou bandhas, le corps qui vibre, des mouvements rapides des jambes et/ou des bras, des vocalisations de toutes sortes, et bien d'autres choses. Il se peut également qu'il ne se passe rien. Simplement, peu à peu, davantage de silence intérieur, d'énergie et de bonheur dans la vie quotidienne.

Ceux qui ont des expériences de yoga automatique ne sont pas nécessairement plus avancés ou doués que ceux qui n'en ont pas. Le yoga automatique fait partie du processus de purification interne et d'ouverture résultant des pratiques de yoga et rien de plus. Pour certains, il sera plus prononcé que pour d'autres. Ceux qui ne sont pas à tout moment en train de trembler seront purifiés et ouverts intérieurement de la manière appropriée à l'unique matrice d'obstructions présente dans leur système nerveux. Certains sont purifiés par l'étude, certains grâce à une dévotion qui grandit ou à d'autres sensations exprimant le divin qui est en eux, et certains par des mouvements physiques. Peu importe les symptômes qui peuvent se produire, <u>tous sont purifiés et ouverts par l'application systématique des pratiques de yoga journalières</u>.

Que sommes-nous supposés faire, si les mouvements physiques ou d'autres symptômes arrivent pendant nos pratiques ou en dehors ? Pendant les pratiques, il en va de même que pour n'importe quelle pensée, vision ou sensation qui pourrait se produire. Quand nous remarquons que notre attention a dérivé de la pratique que nous étions en train de faire, nous retournons tranquillement à la pratique. Si c'est la méditation profonde, nous revenons sans effort au mantra. Si c'est le pranayama de la respiration spinale, nous nous remettons simplement à suivre sans effort le parcours de la respiration entre la racine et le front. Si ce sont les asanas, nous favorisons gentiment la posture que nous sommes en train de faire.

Si le yoga automatique devient irrésistible, nous pouvons abandonner notre pratique quelques minutes et laisser tranquillement notre attention être avec les sensations que nous ressentons. Cela suffira dans la plupart des cas à apaiser l'énergie. Ensuite nous pouvons revenir à notre pratique. Si les symptômes physiques continuent à être intenses, nous pouvons nous allonger et nous reposer un moment.

Toute purification passe, et tous les symptômes des mouvements de l'énergie s'apaiseront avec le temps, à mesure que notre système nerveux devient un conducteur plus pur des immenses énergies internes que nous éveillons avec les pratiques de yoga. Même si le yoga automatique pendant l'activité journalière habituelle est moins fréquent, il peut parfois arriver. Dans ce cas, c'est la même chose qu'avec n'importe quelle expérience spirituelle que nous pouvons avoir. Nous pouvons permettre les expériences tout en les observant sans y participer ou les juger de façon excessive, ou nous pouvons simplement continuer avec nos activités quotidiennes. Avec le temps, tous ces symptômes s'adouciront et deviendront synonymes du flot divin de notre vie. Nous avons toujours le choix. Le yoga automatique ne peut nous dominer que si nous le voulons bien.

Dans certains systèmes de pratique, il y a des moments où le yoga automatique sous forme de mouvements physiques peut être admis comme faisant partie de la pratique. Dans le système AYP, ce serait pendant le samyama, avec le sutra *légèreté de l'air*, et à moindre degré pendant les autres pratiques assises, où nous ne luttons pas contre le balancement et les autres mouvements occasionnels spontanés pouvant se produire dans le cours normal de notre pratique. Cela ne veut pas dire que nous quittons notre pratique pour mettre toute notre attention sur le yoga automatique. Cela pourrait être contreproductif, amenant à en faire trop, particulièrement s'il s'agit de changements dans la respiration ou de suspensions du souffle.

Il faut garder à l'esprit que le yoga automatique ne sait pas jusqu'à quel point nous pouvons supporter la purification et l'ouverture pendant une période donnée. Au contraire, le yoga automatique est une impulsion à tout avoir tout de suite. Ce n'est pas possible sans une forte probabilité de passer par un inconfort extrême et de n'être plus capable de continuer. Avec le yoga il vaut toujours mieux laisser le bon sens avoir le dernier mot, particulièrement quand les impulsions qui vont nous conduire à des excès se déchaînent. Quoi qu'il arrive, nous privilégions toujours notre routine structurée de pratiques et nous nous assurons ainsi une bonne progression avec le minimum d'interruptions. C'est ainsi que le processus de notre purification et de notre ouverture intérieures continuera à progresser. Nous favorisons toujours sans effort la pratique sur l'expérience.

Si sur notre parcours on a parfois une montée brusque d'énergie, des tendances à se pencher en avant ou à tressaillir, c'est normal. De même qu'il est tout aussi normal qu'il ne se passe rien. Tout cela fait partie de notre épanouissement naturel.

Le danger de forcer les pratiques

Dans la vie, à un moment ou à un autre, nous avons tous eu envie de « foncer », de tout donner pour atteindre notre objectif. Dans bien des domaines de l'effort humain, suivre cette impulsion est considéré comme une vertu. C'est le sprint final pour la ligne d'arrivée dans tout ce que nous faisons. C'est l'étoffe dont sont faits les héros.

Mais pas dans le yoga, où le héros est celui qui est capable de renoncer à des actes de désespoir dans les pratiques et qui permet au processus naturel de purification et d'ouverture de se faire avec le minimum de perturbations.

Forcer les pratiques de yoga conduit à des symptômes excessifs de purification et aux problèmes qui en résultent. Si l'on a vraiment trop forcé, particulièrement quand on saute trop loin en entreprenant des pratiques avancées, alors l'inconfort peut être considérable, au point de devoir arrêter les pratiques.

Les symptômes d'en avoir trop fait dans les pratiques sont dus à la purification excessive du système nerveux liée à l'éveil prématuré de la *kundalini*. Les symptômes peuvent être mentaux, émotionnels, physiques, ou n'importe quelle combinaison de tout cela. La kundalini, source en nous d'une grande extase, peut aussi apporter un grand inconfort, si elle est approchée à la légère. Le problème de la kundalini, des symptômes d'excès et des remèdes associés, est un sujet vaste et complexe qui est couvert complètement dans les *écrits AYP*. Si les pratiques de yoga sont abordées dans un ordre logique avec une gestion prudente, les excès et les souffrances associés à un éveil prématuré de la kundalini peuvent être largement évités.

Une assistance pour gérer les excès quand ils se produisent est disponible dans les *forums AYP*. Nombre de cas traités dans ces forums résultent d'excès développés dans d'autres systèmes de pratique spirituelle, où une intégration optimale des pratiques ainsi que la façon de les gérer sont peu comprises ou appliquées. Pour ceux qui ont acquis de l'habileté en utilisant l'approche AYP, de tels extrêmes ont été rares.

Quand les symptômes de déséquilibre de l'énergie interne deviennent excessifs, des mesures spéciales sont nécessaires pour récupérer avant de pouvoir reprendre le voyage spirituel. Ainsi, forcer nos pratiques peut conduire à un ralentissement significatif de notre progrès spirituel, sans même parler d'un inconfort qui n'était pas nécessaire. Pendant que nous récupérons d'en avoir trop fait, l'horloge continue de tourner.

Quelquefois, forcer et en faire trop avec les pratiques ne produira pas immédiatement des symptômes désagréables, conduisant à la place à une réaction retardée qui peut être vraiment sévère. C'est particulièrement vrai du pranayama et des méthodes de suspension du souffle (kumbhaka). En fait, quand on commence à en faire trop, les premiers symptômes peuvent être agréables, incitant le pratiquant à en faire encore plus. Et tout d'un coup, bonjour les dégâts !

Il est donc très important que nous établissions une routine stable de pratiques que nous pourrons maintenir au long cours, ajoutant par petites étapes de temps en temps quand nous sommes sûrs d'être prêts. Cette approche mesurée est la plus rapide et la plus fiable pour cultiver le progrès spirituel.

Si nous conduisons trop vite notre voiture sur une route de montagne sinueuse et dégringolons d'une falaise, nous aurons peu de chance d'atteindre notre destination à l'heure. En revanche, si nous sommes prudents et si nous conduisons notre voiture avec habileté à une vitesse raisonnable, nous serons sûrs d'atteindre notre destination comme prévu.

S'enraciner pour être stable

Si nous en avons un peu trop fait avec les pratiques, nous saurons que nous devons en réduire la durée jusqu'à ce que le déséquilibre de nos énergies internes ait été résolu. Notre activité journalière joue un rôle important dans tout cela.

Même avec une bonne routine stable de pratiques assises, notre activité quotidienne est très importante. Le silence intérieur que nous cultivons dans la méditation profonde et l'éveil de l'énergie interne que nous stimulons avec le pranayama de la respiration spinale et les autres pratiques doivent être stabilisés dans une activité journalière régulière. Il est très important de pouvoir intégrer ces qualités spirituelles internes dans notre vie de tous les jours. Il est naturel pour le silence intérieur et les énergies internes de chercher à se manifester dans le monde. Quoi que nous fassions dans la journée entre nos pratiques deviendra ce chemin. Il est donc essentiel de garder une vie active conforme à nos inclinations. Ainsi nos qualités internes deviendront toujours plus stables dans tout ce que nous faisons, apportant paix, créativité et énergie à tous les aspects de notre activité journalière.

S'enraciner est donc fondamental pour toute pratique spirituelle, même si nous ne l'appelons pas ainsi quand nous vaquons à nos activités normales.

Quand nous avons trop d'énergie interne due à des pratiques de yoga excessives, ou à d'autres raisons, il est sage de réduire temporairement les pratiques, et de mettre l'accent sur des activités qui nous font revenir sur terre. Cela peut vouloir dire un exercice physique régulier, davantage d'implication dans des activités sociales, des tâches ménagères, du jardinage, une routine journalière de Tai Chi, une alimentation plus riche, tout ce qui peut servir à nous enraciner. Pendant de telles périodes, il vaut mieux réduire l'étude de la spiritualité et les activités dévotionnelles, qui peuvent stimuler à l'excès nos énergies internes.

Toutes ces mesures seront temporaires, jusqu'à ce que nous retrouvions notre équilibre dans la vie journalière. Ce faisant, nous pouvons graduellement reprendre nos pratiques tout en ajustant nos activités quotidiennes autant que nécessaire pour maintenir une progression régulière à long terme dans le confort et la sécurité.

Gestion des pratiques (self-pacing) et pratiques physiques

Ce dont nous parlons ici est du simple bon sens. Le principe du « self-pacing » s'applique à bien des aspects de notre vie. Pour appliquer avec succès les pratiques de yoga, il n'en va pas différemment de tout le reste. Si nous en faisons trop, nous en payons le prix.

Il n'est pas surprenant que le « self-pacing » concerne toutes les pratiques de yoga, que nous parlions de la méditation profonde, des méthodes de respiration ou de quoi que ce soit d'autre, y compris du niveau de notre dévotion (bhakti), de l'intensité de nos études spirituelles, de nos préférences alimentaires, ou des mesures à prendre pour purifier notre corps par des méthodes physiques (shatkarmas). Les principes du « self-pacing » s'appliquent quel que soit l'endroit de l'arbre du yoga où nous travaillons.

De nos jours, nombreux viennent au yoga en s'entraînant aux postures physiques (asanas). Quand il s'agit des asanas, ou des pratiques physiques qui leur sont liées comme les mudras et les bandhas, s'il y a quelque raideur, blessure ou inconfort, nous allons seulement jusqu'à notre limite naturelle et nous la testons un peu. Jamais au point de forcer ou d'avoir mal. Nous allons seulement au point limite du mouvement, et c'est là où nous restons pour la durée de la posture. Cela peut être très loin de la posture complète, tout en étant tout à fait correct. Nous faisons ce que nous pouvons en direction de la posture, sans nous stresser et en restant confortable, sachant que dans les séances suivantes nous en ferons graduellement davantage. Si nous en arrivons à un point où l'étirement commence à faire mal, nous retournons en arrière à un niveau confortable. En revanche, si nous pouvons aller un peu plus loin sans effort, alors nous y allons. C'est ce dont nous avons parlé bien des fois en passant en revue les nombreuses pratiques AYP.

Il en va de même de toutes les pratiques de yoga, physiques, mentales, respiratoires, etc. Toutes les pratiques produisent purification et ouverture dans notre système nerveux, et nous devons nous adapter à tout ce qui arrive dans notre voyage vers l'illumination. C'est le principe d'une bonne gestion des pratiques (self-pacing). C'est l'art délicat de progresser en yoga : ne jamais forcer, utiliser toujours une douce persuasion. Avec cette approche, le corps, le système nerveux, le cœur et le mental avancent lentement mais sûrement vers plus de souplesse, de purification et des expériences plus grandes de paix intérieure et de félicité.

Un ancien dicton dit : « La vie prise en bloc, c'est du roc, prise par morceau, c'est du gâteau. » (traduction libre de l'anglais : « By the yard, life is hard. By the inch, it's a cinch »)

Si nous savons gérer nos pratiques, il est facile d'avancer dans le yoga.

Concilier pratiques et emploi du temps chargé

Quel que soit le système de pratiques spirituelles que nous suivons, il y des chances que nous ayons entendu, ou compris par nous-mêmes, qu'une pratique journalière est la clé du succès. Le voyage de la transformation spirituelle humaine prend du temps, et les changements internes qui conduisent à notre illumination réclament une pratique quotidienne. Les pratiques spirituelles journalières sont également nécessaires quand nous avons déjà un élan spirituel, c'est-à-dire un certain degré d'ouverture interne dynamique provenant soit de pratiques précédentes, soit d'un *éveil spontané*. Si nous comptons uniquement sur les énergies qui bougent en nous de façon spontanée, alors nous pouvons avoir des déséquilibres qui rendront notre voyage de retour vers la félicité extatique sans fin et l'amour divin considérablement moins confortable et potentiellement plus long que nécessaire.

Donc, peu importe notre approche ou notre niveau de réalisation, atteindre notre destination de façon sûre dépend de pratiques spirituelles journalières fermement en place. Cela a été un thème central à travers les *écrits AYP*, commençant avec les premières instructions sur la méditation profonde, et avec de nombreux rappels depuis lors.

Faire honneur à l'habitude d'une pratique biquotidienne

Dans les instructions originales sur la méditation profonde et le pranayama de la respiration spinale, des suggestions ont été fournies sur la façon d'adapter ces pratiques à un emploi du temps chargé. Où que nous soyons, nous pouvons fermer nos yeux et méditer : dans les trains, les avions, les salles d'attente, quasiment partout. C'est également vrai du pranayama de la respiration spinale. Si nous sommes prêts à être flexibles et à accepter de temps à autre des compromis sur nos pratiques, nous pouvons garder l'habitude dans les conditions les plus défavorables. C'est d'une grande valeur, car cela nous garantit une continuité des pratiques sur la durée, ce qui est la clé de notre illumination.

Nous ne vivons pas dans un monde idéal. Même les meilleurs plans pour une pratique régulière dans notre salle de méditation peuvent partir à vau-l'eau en cas d'urgence familiale ou de quelque autre évènement imprévu. Cela veut-il dire que nos pratiques journalières doivent aussi partir à vau-l'eau ? Ce ne sera pas le cas si nous avons une stratégie. Il y a des méthodes pour continuer nos pratiques quoi qu'il arrive.

A mesure que notre routine de pratiques devient plus sophistiquée, incluant davantage de pratiques, parvenir à tout faire avec un emploi du temps chargé présente à la fois des défis et des opportunités. Avec autant d'éléments pour travailler dans le cadre d'une routine avancée, nous pouvons être vraiment créatifs en compressant nos pratiques quand le temps nous est compté. Là où il y a une volonté, là il y a un chemin !

Parlons des bases pour établir et conserver l'habitude de faire des pratiques spirituelles quotidiennes. Une des façons les plus aisées de le faire est de se fixer pour règle de pratiquer avant le petit déjeuner et le repas du soir. Ainsi, nous pratiquons deux fois par jour. Si le moment d'un ou des deux repas n'est pas stable, nous pouvons décider de pratiquer le matin au réveil, et dans la soirée dès notre retour à la maison. Si nous sommes en voyage, cela devient un peu plus compliqué, mais les pratiques peuvent être faites dans une certaine mesure dans n'importe quelle circonstance, aussi longtemps que nous faisons honneur à notre routine.

Garder l'habitude ne veut pas dire de faire toujours une routine complète. Il n'est pas nécessaire que ce soit « tout ou rien ». L'habitude est un besoin que nous construisons en nous-mêmes de faire quelque chose pour notre pratique spirituelle au moment fixé qui vient deux fois par jour. Avoir l'habitude c'est avoir le *besoin de pratiquer*. Ce besoin que nous avons cultivé est la graine de toute pratique journalière. C'est comme d'avoir faim à l'heure des repas. Cela arrive et nous voulons manger. Si les pratiques spirituelles provoquent le même genre de besoin, alors nous les ferons. La plupart des jours nous ferons notre routine complète. D'autres jours, nous pouvons en faire moins. Mais nous ferons toujours quelque chose à chaque séance. Ce principe de « toujours faire quelque chose à chaque séance » est très important.

Pour illustrer ce que nous voulons dire par *faire honneur à l'habitude*, supposons que nous nous dépêchions dans une rue animée. Nous sommes en chemin pour un dîner d'affaire qui va nous occuper jusqu'à l'heure du coucher. Nous marchons rapidement, nous frayant un chemin à travers les gens sur le trottoir. Le restaurant est maintenant au coin de la rue. Nous y sommes presque.

Mais attendez ! Nous voyons un banc, un banc vide à l'arrêt du bus sur le trottoir au milieu de tous ces gens qui se pressent dans un sens ou dans l'autre. Nous avons créé en nous ce besoin de faire les pratiques. C'est le moment. Que faisons-nous ? Nous nous arrêtons et nous nous asseyons sur ce banc pendant quelques minutes et nous méditons. Peut-être pour deux minutes seulement. Mais pourquoi pas ? A qui allons-nous manquer pour deux minutes ? Et nous avons gardé notre habitude de nous asseoir. C'est extraordinaire comme de faire une petite chose comme ça peut nous régénérer pour toute une soirée. Se centrer juste quelques minutes, prendre le mantra seulement quelques fois. Le système nerveux dit : « Merci ! » Et nous sommes plus calmes pour le reste de la soirée.

Mais il ne s'agit pas seulement de nous concentrer quelques minutes. Cela nous permet aussi de garder notre habitude de pratiquer deux fois par jour. Si nous avons ce genre de programme infernal pendant des jours et des semaines, et que nous pouvons seulement nous asseoir quelques minutes avant le petit déjeuner et le dîner, alors quand nous récupérons le contrôle de notre emploi du temps nous n'aurons pas à lutter pour retrouver notre pratique habituelle. L'habitude sera là, et nous pourrons lui donner satisfaction avec notre routine complète, dont nous savons qu'elle va nous remplir à déborder de silence intérieur et d'extase divine.

C'est donc la première chose : garder l'habitude, même si c'est pour deux minutes sur un banc à l'arrêt de bus. Peu importe l'endroit où nous sommes, ou ce qui est en train de se passer. Si nous sommes déterminés, nous sommes capables de garder l'habitude. Ensuite, c'est l'habitude qui préservera notre détermination, car elle deviendra une faim qui viendra d'elle-même au moment fixé. Quand nous serons à nouveau libres de faire notre routine complète de pratique deux fois par jour, nous n'aurons pas besoin de lutter pour retrouver notre détermination à pratiquer le yoga. Il est vraisemblable que les compromis que nous devrons faire dans notre temps de pratique ne seront généralement pas aussi extrêmes que de n'avoir que quelques minutes sur un banc à un arrêt de bus. C'est ce que nous allons voir.

Optimiser le temps de pratique dont nous disposons

Si nous faisons le pranayama de la respiration spinale et la méditation profonde, suivies de quelques minutes de repos, il n'est pas difficile d'adapter notre pratique à un temps limité. Disons que nous faisons 10 minutes de respiration spinale, 20 minutes de méditation, et 5 minutes de repos. Cela fait une routine de 35 minutes. Puis un jour, nous n'aurons que 15 minutes à notre disposition. Nous pouvons faire seulement 10 minutes de méditation, nous reposer quelques minutes et nous lever. Nous pouvons aussi commencer par quelques minutes de respiration spinale. Si nous savons que nous n'aurons pas beaucoup de temps, nous pouvons commencer par un peu de respiration spinale légère tout en marchant vers notre siège de méditation. Si nous devons choisir entre la respiration spinale et la méditation, nous choisissons toujours la méditation. Une chose que nous ne faisons pas est de combiner en même temps respiration spinale et méditation profonde. Cela réduirait l'efficacité des deux pratiques, particulièrement de la méditation profonde.

Supposons que nous avons progressé au point de faire, avec modération, tout ce qui est au « menu », tout ce qui est montré sur le tableau des pratiques. Examinons cela. C'est une routine typique. Si vous faites plus ou moins la totalité des pratiques, alors vous pouvez faire les ajustements nécessaires en tenant compte des suggestions sur ce qu'il faut faire quand le temps vous fait défaut. L'idée est de développer des stratégies nous permettant de garder la cohésion de notre routine quand le temps nous est compté. Pensez-y à l'avance : « Que vais-je faire si mon temps de pratique est réduit de moitié ? » Il n'existe pas vraiment de réponses justes ou fausses. Mises à part quelques bases, continuer les pratiques quand le temps nous est compté est un art. Voici notre « menu » complet :

- Asanas – 10 min
- Respiration spinale – 10 min
- Pompe cervicale – 2-3 min
- Bastrika spinal – 2-3 min
- Méditation – 20 min
- Samyama (de base) – 10 min
- Yoni mudra – 2-3 minutes
- Samyama cosmique – 5 minutes (couché)

- Repos – 5 min ou plus (couché)

Cela fait un peu plus d'une heure. En ce qui concerne le temps, il n'y a rien de sacré dans cette routine. Vous faites peut-être 5 minutes de respiration spinale et pas du tout de samyama. Ou aucune asana. Ou pas de pompe cervicale. Ou peut-être aucun samyama cosmique. Quelle que soit la combinaison, c'est à vous d'en décider. Assurez-vous simplement de ne pas faire l'impasse sur la méditation profonde ou le repos. Ces deux pratiques (cultiver le silence intérieur, plus une transition stable vers l'activité journalière) sont à la base de tout progrès spirituel. La méditation profonde et le repos sont les plus importantes, la respiration spinale vient ensuite. En conséquence, la respiration spinale, la méditation et le repos final constituent par eux-mêmes une routine puissante de pratiques. Toutes les autres pratiques sont là pour les améliorer et en renforcer les effets. C'est cet *ordre hiérarchique* qui va nous servir de règle de conduite quand nous devrons commencer à comprimer notre routine de pratique dans un emploi du temps plus serré.

Supposons donc que nous ayons cette merveilleuse routine de pratiques de plus d'une heure, et que tout d'un coup, en raison de circonstances indépendantes de notre volonté, nous ne disposions plus que de trente minutes pour notre routine de l'après-midi. Sans un plan préalable, nous pouvons être tentés de faire l'impasse et de la reporter au lendemain. Tout ou rien. Ce n'est pas une bonne stratégie. Non seulement nous allons perdre le bénéfice d'une pratique habilement réduite, mais nous allons également diluer notre habitude de pratiquer deux fois par jour. Le besoin de pratiquer nécessite d'être renforcé deux fois par jour. Rappelez-vous le banc à l'arrêt de bus. Si quelques minutes sur un banc suffisent pour conserver notre habitude, trente minutes dans une pièce relativement tranquille ne sont-elles pas un luxe ? Ça l'est vraiment. Voici donc quelques suggestions sur ce que nous pouvons faire.

En premier lieu, nous nous accrochons à la méditation. C'est toujours la première priorité. Mais nous aimerions faire également d'autres pratiques, nous limitons donc la méditation à 15 minutes dans ce plan de 30 minutes. Nous savons que nous avons besoin de 5 minutes de repos à la fin pour revenir en douceur à l'activité, ce qui fait 20 minutes, nous laissant 10 minutes disponibles. La respiration spinale vient ensuite. Nous pouvons faire 5 minutes de respiration spinale avant la méditation et utiliser ensuite les 5 minutes restantes pour autre chose. Que pouvons-nous faire en cinq minutes ?

A ce point, tout dépend de nos préférences. Si nous aimons notre samyama, nous pouvons le faire 5 minutes et laisser les asanas, la pompe cervicale et yoni mudra pour le jour suivant.

En supplément, avant de nous asseoir pour les pratiques, nous pouvons faire debout en moins d'une minute une *routine abrégée d'asana* comprenant une flexion vers l'arrière, une torsion à droite et à gauche et une flexion vers l'avant jusqu'à toucher les orteils. On peut également faire un peu d'uddiyana et/ou de nauli. De cette façon tous les éléments d'une routine d'asana peuvent être effleurés en une minute environ. C'est loin d'être idéal, mais c'est quelque chose dans le domaine des asanas que nous pouvons faire avant de nous asseoir.

De cette façon, nous pouvons faire une très bonne pratique en 30 minutes si nous ne disposons que de ce laps de temps. Nous pouvons la faire en encore moins de temps. Bien sûr, nous devrons laisser tomber davantage de pratiques. Mais nous pouvons toujours faire quelque chose, ne serait-ce que de nous asseoir sur un banc à l'arrêt d'un bus pour quelques minutes, de prendre le mantra et de plonger dans la pure conscience de félicité.

Il faut mentionner que nous n'avons pas à renoncer aux pratiques liées à l'énergie qui sont faites en parallèle (en même temps) quand nous sommes assis pour la respiration spinale et la méditation profonde, car elles ne prennent pas davantage de temps. Elles peuvent inclure siddhasana, mulabandha, sambhavi mudra et kechari mudra. Dans la mesure où nous utilisons ces pratiques, elles peuvent toujours être incorporées à nos pratiques assises de base à chaque séance, quel que soit le temps dont nous disposons. En fait, on s'apercevra qu'elles font peu à peu leur chemin dans notre activité de tous les jours à mesure que la conductivité extatique monte dans notre système nerveux. A partir de là, les mudras et bandhas font partie de notre fonctionnement neurobiologique normal, venant automatiquement de façon coordonnée comme des micromouvements extatiques profondément en nous, et nous ne les perdrons jamais. C'est ce que nous voulons dire en parlant de la *mudra de tout le corps*.

Bien entendu, nous devons faire attention à ce qu'il est possible de faire en public. Faire la pompe cervicale dans la salle d'attente d'un aéroport surchargé attirerait sans doute l'attention. Mais la plupart de nos pratiques peuvent se faire discrètement. C'est certainement le cas d'une respiration spinale silencieuse, de la méditation, du samyama, de mulabandha, et de kechari. Sambhavi ne se remarque pas si elle est faite les yeux fermés, ce qui de toute façon est recommandé. La routine abrégée d'asanas à faire debout peut se pratiquer sans attirer l'attention. Il ne s'agit que d'étirements, ce que tout le monde peut comprendre. Même siddhasana peut se faire discrètement en public si l'on enlève une chaussure et si l'on glisse son talon sous le périnée. Parfois, les pratiques que nous ferons seront fonction de l'endroit où nous nous trouvons. Comme le dit un vieux dicton : « La meilleure partie du courage, c'est la discrétion. »

Il y bien des façons d'assembler les pratiques si nous sommes confrontés au manque de temps, ou à un emplacement rien moins qu'idéal. Une fois pris en compte la respiration spinale, la méditation, et le repos à la fin, le reste dépend de nos préférences personnelles. Pensez-y ! Quand le besoin s'en fait sentir, nous pouvons trouver des possibilités intéressantes et créatives pour continuer nos pratiques. Avec la bhakti, nous trouverons un chemin.

Dans ce monde affairé, nous devons tous faire face au défi de ne disposer que d'un temps limité pour nos pratiques. En continuant le yoga, notre désir spirituel (bhakti) deviendra plus fort, et nous trouverons les moyens pour nous garder le temps nécessaire. Même ainsi, il y aura des choses qui viendront de façon occasionnelle qui limiteront le temps disponible. Il est donc sage de développer une attitude de souplesse et une volonté de faire des compromis quand c'est nécessaire, pour être sûrs de toujours faire honneur à notre habitude de pratiquer deux fois par jour. Si nous le faisons, il n'y aura pas grand-chose dans ce monde qui pourra nous empêcher d'atteindre notre destination divine.

Pratique en groupe et retraites

C'est magnifique de s'enthousiasmer pour la spiritualité (bhakti) et nous pouvons sûrement utiliser cet enthousiasme pour intensifier notre pratique. Cependant, ainsi que discuté précédemment dans ce chapitre, il peut être dangereux de prolonger soudainement nos séances ou d'ajouter des pratiques supplémentaires. Cela revient à forcer les limites de ce que notre système nerveux peut accueillir à un moment donné. Tout changement devrait se faire graduellement. Avant de faire des changements supplémentaires, chaque étape devrait être stabilisée et nourrie par une pratique journalière pendant des semaines et des mois. La clé du succès dans les pratiques de yoga est d'avoir une routine cohérente et stable sur le long terme, avec des ajustements graduels de temps en temps.

Pour ceux qui, en plus de leurs pratiques spirituelles à la maison aimeraient augmenter leur inspiration et leur connaissance tout en enrichissant en toute sécurité leur progrès spirituel, des groupes de méditation structurés et des retraites peuvent être très utiles.

Groupes de méditation

Les groupes de méditation sont une bonne chose. N'importe quelle réunion qui a pour but d'étudier et de favoriser les chemins de l'épanouissement spirituel peut être valable. Si nous communiquons avec d'autres qui partagent les mêmes intérêts de manière régulière, nous pouvons en retirer des bénéfices importants, notamment en nous inspirant à aller de l'avant avec nos pratiques journalières. De même, nous pouvons inciter les autres à pratiquer.

La formation de groupes de méditation se rencontrant environ une fois par semaine est encouragée. Au commencement, de telles rencontres peuvent débuter avec une méditation de groupe de dix minutes, suivie d'une discussion ouverte sur la pratique et les expériences, et de quelques rafraîchissements offerts en plus, si on le souhaite. Les méditations de groupe ont une qualité qui leur est propre. Elles peuvent être profondes et se diffuser dans la mesure où de nombreux esprits en train de se tranquilliser se mêlent et se renforcent les uns les autres. C'est un effet qui se remarque, et qui rayonne dans l'environnement. Les méditations de groupe sont bonnes pour les méditants individuels et elles contribuent à élever le monde.

Parfois nous pouvons participer à des réunions de méditation impliquant d'autres pratiques que la méditation profonde. Certains vont à des « méditations guidées ». Ce genre de méditation de groupe n'est pas compatible avec l'utilisation du mantra dans la méditation profonde, du fait que notre pratique a pour but de nous intérioriser rapidement et efficacement. A mesure que la méditation profonde avec un mantra devient une habitude, nous nous intériorisons dès que nous fermons les yeux. Une méditation avec un guide en train de parler serait donc contreproductive. Il en va de même de méditations utilisant la musique, le chant, le tambour, etc. Elles ont toutes des objectifs et des bénéfices qui leur sont propres, mais elles ne sont pas compatibles avec le fait de prendre un mantra pour aller rapidement à l'intérieur vers la pure conscience de félicité. Cela ne veut pas dire que nous ne devrions pas participer à des méditations guidées, à des chants ou à quoi que ce soit d'autre. Mais il s'agira d'une procédure tout à fait différente de notre méditation journalière avec un mantra, ou d'un groupe de méditation profonde.

Si un groupe de méditation profonde n'est pas disponible dans votre région, alors démarrez-en un. Une assistance est disponible à cet effet dans les *AYP Support Forums* dont le lien est mentionné à la dernière page de ce livre.

Jésus a dit : « Car là où deux ou trois sont assemblés en mon nom, je suis au milieu d'eux. »

Cette citation n'est pas donnée d'un point de vue sectaire. Elle décrit un principe bien connu. Quand des personnes se rassemblent dans un but spirituel, la conscience est stimulée et s'élève. Cette élévation peut être vécue comme le silence intérieur qui s'approfondit et la pure conscience de félicité qui s'étend. Cette expérience se produit dans chaque rassemblement pour un idéal spirituel élevé, dans chaque rassemblement pour la vérité. L'expérience du silence intérieur qui s'étend est amplifiée lors des méditations en groupe.

Les méditations en groupe ne remplacent pas nos méditations régulières deux fois par jour. Notre pratique individuelle est notre pratique essentielle, et il devrait toujours en être ainsi. Cela nous permet de garder en mains notre destinée spirituelle, quelles que soient les circonstances. Les méditations en groupe peuvent donner un coup de pouce formidable, mais elles vont et viennent dans notre vie au gré des circonstances. Ne vous reposez pas sur elles comme pratique principale. Considérez-les comme un bonus.

Dans le monde extérieur, la vie est un perpétuel changement. Assurons-nous d'enraciner notre pratique journalière pour qu'elle fasse partie de notre vie intérieure et ne soit pas soumise aux aléas des événements extérieurs. Nous avons parlé de diverses stratégies pour soutenir notre pratique journalière de la méditation dans des situations inhabituelles, avec un emploi du temps chargé, et ainsi de suite. En voyageant sur la route de la vie, il est très important de garder une pratique régulière. Quelle que soit la pratique journalière que nous choisissons en définitive, elle devrait être sacrée. C'est notre chemin intérieur primordial. Nous pouvons compter dessus, car nous nous sommes engagés à le faire chaque jour sans faute. Tout le reste n'est que le paysage qui passe, inspirant à certains moments, beaucoup moins à d'autres. Allez vers ce qui vous inspire, que cela allume le feu du désir de progrès, et laissez les pratiques journalières continuer à faire le travail de purification intérieure et d'ouverture en cours. Une routine journalière est la clé. C'est le chemin le plus sûr vers l'illumination.

Le groupe de samyama

Le samyama est une pratique systématique consistant à lâcher des mots ou des phrases spécifiques (*sutras*) dans la tranquillité, ce qui permet à des influences positives de se répandre dans le monde extérieur à partir de notre tranquillité intérieure. Le samyama accélère notre purification et notre ouverture intérieures, et peut aussi purifier notre environnement, à la fois proche et très lointain. Nous appelons cette influence de la pratique du samyama la *tranquillité en action*. Dans le langage du yoga, ces effets externes sont appelés traditionnellement des *siddhis*.

On peut former un groupe de samyama quand un petit ou un grand nombre de pratiquants de la méditation profonde souhaitent se mettre ensemble pour une cause commune. Par exemple, si un ami est malade, son nom peut être utilisé dans une pratique de groupe du samyama, et une énergie bénéfique de guérison trouvera automatiquement son chemin. Le samyama en groupe peut aussi se pratiquer avec notre samyama de base tout de suite après la méditation de groupe, si les pratiquants présents l'utilisent pendant leur routine journalière habituelle à la maison.

La pratique de groupe du samyama peut aussi être effectuée par nombre de pratiquants autour du monde en coordonnant le moment de la pratique grâce à internet. En fait, c'est ce qui se fait avec les *AYP Support Forums*, où ils sont nombreux autour du globe à s'engager dans des méditations de groupe et des sessions de samyama chaque semaine. Tous sont les bienvenus pour se joindre à ces sessions pour apporter un soutien à ceux qui sont dans le besoin, et pour aider à élever l'humanité toute entière.

Retraites

Par *retraite*, nous voulons parler de s'écarter de notre routine journalière normale d'activités pour suivre un programme spécifique conçu pour améliorer notre progrès spirituel de façon accélérée. Cela peut se faire en solitaire ou dans un groupe. Pour ceux qui n'ont aucune expérience en la matière, il est préférable de rejoindre un groupe où tout est pris en charge et où nous pouvons suivre un programme fixé à l'avance pour un bénéfice maximum.

Lors d'une retraite, il est possible d'augmenter systématiquement le nombre de méditations que nous faisons dans une journée. Cela peut consister à répéter toute notre série de pratiques une seconde fois dans la matinée, ajoutant ainsi une routine de pratique pendant un jour ou deux s'il s'agit d'un week-end ou d'un jour férié, ou alors de façon régulière s'il s'agit d'une retraite plus longue. Cela ajoute beaucoup de purification et dynamise en profondeur le progrès spirituel. Pour cela il est très important d'être libre de responsabilités, sinon cela pourrait conduire à des problèmes et à des expériences désagréables, car tant de choses remontent à la surface. Si nous faisons trois routines dans une journée, il est essentiel d'avoir une activité légère entre les séances de la matinée et celles de la soirée, telle qu'une marche qui ne soit pas trop fatigante et un *satsang* (réunion des participants) tranquille.   Cette activité légère aide à équilibrer les obstructions libérées dans le système nerveux.

Pour les deux routines du matin, le programme de base comprend les asanas, le pranayama, la méditation profonde, le samyama (s'il est pratiqué), le repos (au moins 10 minutes en restant couché)… et ensuite on recommence toute la séquence. Dans la soirée on ne devrait faire qu'une seule routine. Cela fait trois routines complètes de pratiques en une journée.

Trois routines par jour est un programme ambitieux, spécialement avec un groupe. Gardez à l'esprit que la pratique en groupe apporte par elle-même des effets de purification supplémentaires, même si nous avons déjà une routine normale de deux séances de pratique par jour. Quand il s'agit de retraites de groupe tenues pour la première fois où tant les leaders que les participants n'ont encore jamais fait de retraites avec les pratiques AYP, il vaut mieux s'en tenir à deux routines de pratique par jour.

Si tout se passe bien, un programme plus ambitieux peut être envisagé pour les retraites suivantes.

Ne soyez pas surpris si beaucoup de purifications et d'ouvertures se produisent pendant une retraite. Bien que les pratiques de yoga avancées soient très simples, elles sont très puissantes, particulièrement quand elles sont faites en groupe. Si trop de choses remontent, ramenez immédiatement les pratiques à une routine plus stable et avertissez les leaders de la retraite de toutes les difficultés. Gardez toujours à l'esprit le principe d'une bonne gestion des pratiques (self-pacing).

Le programme quotidien type d'une retraite AYP serait le suivant :

- Lever (hygiène et légère collation si nécessaire)
- Pratiques du matin
- Etude ou activité en commun
- Déjeuner
- Activité physique légère (marche)
- Etude ou activité en commun
- Repos
- Pratiques du soir
- Dîner
- Etude ou activité en commun
- Coucher

La durée propre à chacune de ces activités est donnée par ceux qui conduisent la retraite. S'en tenir à un programme déterminé à l'avance est la règle la plus importante d'une retraite, et l'on devrait s'y conformer aussi étroitement que possible. Pendant une retraite, il est recommandé de ne pas ajouter de nouvelles pratiques ou d'allonger le temps des pratiques habituelles, excepté s'il s'agit d'instructions des leaders de la retraite.

Les effets bénéfiques d'une retraite peuvent se faire sentir pendant des semaines ou des mois, une fois la retraite terminée. C'est comme si l'on ajoutait un cycle plus long de purification et d'ouverture à notre cycle quotidien normal. Une retraite ajoute en arrière-plan une grande vague de silence intérieur. Participer à une retraite d'un week-end ou d'une semaine deux fois par an ou davantage peut considérablement stimuler l'ensemble de notre progrès spirituel au long cours.

Plus d'informations sur la façon de conduire des retraites et d'y participer peut être trouvé dans les *AYP Support Forums*.

Notre rôle comme enseignants et chercheurs

Nous nous trouvons à un moment critique de l'histoire du développement spirituel humain. Nous passons d'une très longue période de superstition et de connaissance de seconde main à une époque de connaissance directe, basée sur une expérience de première main avec les pratiques. Surtout, nous prenons la responsabilité de notre propre épanouissement spirituel à travers une approche scientifique des pratiques, où les causes et les effets peuvent être observés et optimisés pour obtenir les effets les meilleurs en chacun de nous pris individuellement, et en nous tous en tant que collectivité. C'est un changement majeur par rapport à la façon dont les choses se faisaient dans le passé, conduisant à une augmentation considérable de la disponibilité et de l'efficacité des pratiques pour les temps à venir.

Certains ont dit que les êtres humains n'étaient pas capables de gérer leur propre épanouissement spirituel, et que cette responsabilité devait être déléguée à *ceux qui savent*, sans laisser aucune place pour des choix et des ajustements du pratiquant. Les résultats de cette approche ont été inefficaces, et l'histoire en porte témoignage. Il est temps de changer.

Responsabilité

Le voyage de la purification et de l'ouverture nécessite de gérer ses pratiques avec prudence. Seul le pratiquant peut le faire. Il importe donc d'être responsable. Le degré de responsabilité montré par ceux qui se sont engagés dans le système de pratiques AYP en libre accès (open source) a été impressionnant.

On a toujours prédit qu'une connaissance ouverte des pratiques spirituelles conduirait à des résultats désastreux. Ce n'est pas vrai, en tout cas pas ici et maintenant. Le concept de gérer ses pratiques (self-pacing) est facile à comprendre et à mettre en pratique. Nous pouvons tous comprendre la comparaison avec « l'apprentissage de la conduite d'une voiture rapide », apprentissage où nous devons apprendre à gérer notre vitesse en toutes circonstances pour progresser dans notre voyage en toute sécurité. Il en va de même quand nous appliquons des pratiques spirituelles puissantes.

La tendance au désespoir et à en faire trop avec les pratiques est provoquée bien davantage par le manque de pratiques efficaces que par leur accès en toute liberté. Nous avons tendance à chercher désespérément ce qui est gardé secret, et souvent nous surcompensons avec les pratiques que nous avons. Pour ce qui est librement disponible, nous devons développer l'habileté d'en user de façon responsable, et nous le ferons. C'est aussi simple que cela.

Il y a donc bien des raisons d'être reconnaissant en continuant à avancer de façon responsable avec nos pratiques, un pas après l'autre. La route de la transformation spirituelle humaine est là devant nous, et beaucoup ont découvert que devenir habile à bien gérer ses pratiques est au centre d'une approche réussie. Cela signifie que nous sommes en bon chemin pour devenir autonomes dans nos efforts spirituels. Gérer ses pratiques de façon responsable est la clé pour continuer à progresser dans le processus conduisant à l'illumination. Cela signifie que nous pouvons y arriver par nous-mêmes. Une fois que nous le savons, rien ne peut plus nous arrêter.

Enseigner

Tout le monde est capable d'enseigner le yoga à partir de son propre niveau d'expérience. Tous ceux qui sont bien établis dans la méditation profonde, la respiration spinale, etc., à quelque niveau que ce soit, peuvent transmettre aux autres cette expérience. Les *écrits AYP* sont suffisamment détaillés pour que n'importe qui puisse faire passer son expérience directe, en utilisant les écrits comme une aide et un stimulus. Nous devons donc tous nous sentir libres de le faire dans la mesure où nous sommes confortables, dans notre propre silence intérieur. C'est bénéfique tant pour l'enseignant que pour l'étudiant. L'enseignant apprend toujours au moins autant que l'étudiant.

Au cours des années, des réserves ont été faites sur les risques des personnes enseignant le yoga au-delà du niveau qu'elles ont atteint. En fait, il y un risque avec n'importe quel enseignant, même avec ceux qui sont avancés, ceux-là même qui peuvent exprimer cette préoccupation. Il n'est pas réaliste d'écarter tout le monde pour cette raison. Un titre ou une certification ne garantit pas un enseignement intégré complet. Le plus souvent, de tels diplômes sont une garantie d'une approche sectaire, ce qui vaut mieux que pas d'enseignements du tout, mais cela reste quand même assez limité.

Ce dont nous avons vraiment besoin, c'est de beaucoup plus de personnes s'élevant de façon indépendante dans un silence intérieur et une extase divine venus de l'intérieur, et les partageant dans la vie quotidienne par tous les moyens adaptés à la situation et à la culture. A mesure que nous avançons dans cette nouvelle ère, les enseignements viendront de cette façon de l'intérieur, bien plus que de systèmes extérieurs. Des systèmes venus de l'extérieur ne seront plus la source essentielle de la connaissance. Ils ne seront plus là que pour faciliter le flot de la *tranquillité en action* venant de l'intérieur.

Si nous partageons une intégration pragmatique de la connaissance basée sur notre expérience directe venue de l'intérieur, alors cela sera une certification et un titre suffisants pour enseigner à quiconque. Si nous nous en tenons aux principes fondamentaux et aux pratiques inhérentes au système nerveux humain, comment pourrions-nous nous tromper ? C'est pour cette raison que les *écrits AYP* ont été mis sur la place publique. Non pour créer une école, un mouvement ou une organisation. Non pour être un corpus d'enseignements monolithique. Mais bien pour être une ressource pouvant être incorporée de bien des manières dans les préoccupations quotidiennes de la transformation spirituelle, une pierre de touche de la vérité qui peut aider chacun à devenir un phare de lumière pour lui-même et pour beaucoup d'autres. Les enseignements AYP ne viennent d'aucune tradition spécifique. Ils viennent de l'immense (et souvent ancienne) connaissance multiculturelle de l'humanité. Et, de façon plus importante, de la vérification des pratiques à l'époque actuelle à travers une expérimentation directe dans le système nerveux humain.

Au fur et à mesure que des enseignements en accès libre (open source) comme les *écrits AYP* entrent davantage dans la conscience publique, une plus grande *transmission horizontale* de la connaissance se fera grâce à l'expérience directe d'un nombre de pratiquants augmentant régulièrement autour du monde, qui continuent à partager ce qu'ils ont appris de bouche à oreille. Ce genre de transmission de la connaissance spirituelle a également été qualifié de transmission de pair à pair (*peer-to-peer*). Ce style de transmission de la connaissance, en raison de sa nature non-hiérarchique, évite les nombreux pièges des systèmes hiérarchiques où les abus de pouvoir sur les autres sont fréquents. La structure horizontale pair à pair est semblable à « des bougies allumant des bougies jusqu'à ce que toutes les bougies soient allumées. » C'est possible grâce à la montée d'un progrès spirituel réel chez de nombreux pratiquants. Il ne s'agit pas seulement d'une transmission des idées, mais aussi d'une transmission d'énergie spirituelle qui accélère en chacun le processus de la transformation spirituelle humaine. Jusqu'à maintenant, ce n'était pas possible. Avec la montée rapide de la conscience autour du monde, cette nouvelle façon d'enseigner prend corps, une transmission directe de la connaissance et de l'énergie spirituelle, qui est *tranquillité en action*.

Du point de vue des pratiques, c'est un processus par étapes qui commence avec la bhakti (le désir spirituel) qui nous inspire, et continue avec les outils permettant à chacun de cultiver le silence intérieur et la conductivité extatique.

Il faut rappeler à ceux qui sont déjà loin sur le chemin que chacun doit entreprendre le voyage depuis là où il se trouve avec les méthodes les plus efficaces. Ceux qui sont avancés dans la spiritualité ont tendance à enseigner la destination (leur condition présente) comme étant le chemin. Cela peut amener les étudiants à s'engager dans ce que nous appelons une *recherche non relationnelle* dans la nature non duelle de l'existence. Cela revient à enquêter avec le mental et non dans la tranquillité, ce qui est largement stérile et peut être psychologiquement dangereux. Avec la montée du silence intérieur (le témoin), une *recherche du Soi relationnelle* devient possible. La première priorité est donc de cultiver le silence intérieur. Dans l'approche AYP, c'est le rôle de la méditation profonde et des moyens associés.

La même chose est vraie des enseignements sur notre relation au karma, sur les événements qui se produisent autour de nous, et sur la souffrance qu'à certains moments nous ressentirons dans notre vie. La douleur sera là, mais on peut la supporter sans souffrir. Mais non parce qu'on nous a dit que cela se passait ainsi. Ce n'est qu'avec la montée du silence intérieur (le témoin) que nous pouvons transcender la souffrance qui vient de l'identification du mental à la pensée, aux émotions et à notre perception du monde qui nous entoure. En nous libérant de l'identification aux objets de la perception, aussi magnifiques ou pénibles qu'ils puissent être, nous pouvons partager notre liberté avec les autres, et nous pouvons aussi partager les moyens qui leur permettront d'être libres intérieurement. Cette liberté est en chacun de nous.

Avec le temps, bien des pratiquants ayant atteint l'illumination apparaîtront en pleine lumière, de même que les enseignements écrits sur lesquels ils s'appuient. Les écrits qui sont vrais et d'une application souple, dureront longtemps et ne s'useront pas. Le moment venu, l'application des méthodes et les expériences des pratiquants autour du monde s'élargiront naturellement pour inclure la totalité des huit branches du yoga.

Ceux qui se sont engagés dans des *pratiques intégrées autonomes* sont à l'avant-garde. A partir de là, le champ du yoga aura toujours plus pour objectif de permettre à l'individu de se suffire à lui-même pour cultiver le processus d'ensemble de la transformation spirituelle humaine. Dans la mesure où l'illumination s'est produite dans le monde au cours des siècles, elle a toujours été le fait d'individus autonomes.

Nos écoles et institutions pour l'enseignement supérieur auront dans ce domaine un rôle toujours plus important, car les gens remarqueront ce qui se passe autour d'eux et demanderont l'éducation nécessaire. L'enseignement des pratiques spirituelles intégrées se fera dans les salles de yoga, les centres de retraite, les écoles de commerce et les universités dans tout le pays. Mais d'abord, cela se fera partout dans les maisons de ceux qui pratiquent, à mesure qu'un réseau immense et diversifié se développera jusqu'à ce que tout le monde ait été touché.

De nos jours, la transformation spirituelle s'élève chez des millions de personnes. C'est quelque chose de nouveau qui s'est accéléré régulièrement au cours du siècle dernier, une émergence du yoga et des pratiques spirituelles sur une large échelle. C'est un phénomène global. Dans cette situation où l'énergie est très élevée, juste un petit peu d'une information correcte fera un long chemin. Le désir/la bhakti individuelle et une pratique journalière prendront soin du reste.

Ainsi donc, faisons ce que notre silence intérieur nous pousse à faire pour nos pratiques et notre enseignement. Et surtout, que cela soit une joie de le faire !

Pratiques pour nos enfants

Il est naturel de vouloir partager notre connaissance spirituelle avec nos enfants. Nous pouvons surtout vouloir partager avec eux la méditation profonde. Cela peut avoir de grands avantages. La façon dont nous allons partager les pratiques va dépendre de l'âge de nos enfants.

Une méditation profonde facile avec *I AM* peut être pratiquée à partir de l'âge de 12-13 ans. Il est conseillé de commencer avec 10 minutes maximum par séance, deux fois par jour. S'il y a un résultat indésirable, trop de purification, alors il faut réduire le temps de la méditation, ou même l'arrêter, et laisser passer une année ou deux avant de réessayer. Trop de purification se remarque le plus souvent par de l'irritabilité et/ou de l'apathie dans l'activité quotidienne. Bien sûr, avec les adolescents et les nouvelles hormones en activité, cela peut se produire de toute façon. La méditation journalière avec un dosage correct peut aider.

Une purification excessive peut se produire si le système nerveux est très sensible à la méditation, ce qui indique un haut degré de sensibilité spirituelle, une bonne chose, mais qui devrait être gérée avec prudence en utilisant les principes du « self-pacing ».

En supposant que tout se passe bien, une fois atteint l'âge de 18 ans, la durée de la méditation peut être augmentée sur plusieurs mois par tranches de cinq minutes chaque fois jusqu'à 20 minutes, pour autant que cela reste confortable. A ce moment-là, le jeune pratiquant sera ou non bien ancré dans la méditation. Cela dépendra de son karma individuel et de ses aspirations. Nous ne devrions pas le forcer. A ce stade, ce sera autant la condition intérieure du jeune pratiquant qui déterminera le chemin que ce que les parents ou les enseignants peuvent offrir. Bien des enfants laisseront tomber la méditation pour toutes sortes de raisons. Mais la graine est plantée. Le reste dépendra du désir individuel en relation avec le flot de la nature et du karma. Il en va de même pour chacun d'entre nous. La bonne nouvelle est que la marée spirituelle monte partout. Tout le monde s'harmonise davantage avec sa transformation intérieure. En conséquence, toutes les graines qui sont plantées de nos jours vont certainement germer et fleurir, si ce n'est pas ici et maintenant, ce sera quelque part sur la route chatoyante de cette vie, ou peut-être de la suivante. Ce que nous avons donné ne sera pas gaspillé.

Les adolescents peuvent faire une respiration légère alternée par le nez (nadi shodana pranayama) pendant environ 5 minutes avant la méditation. C'est une pratique courante qui peut être apprise quasiment partout. Elle est expliquée dans le livre *AYP Easy Lessons*. La respiration alternée peut aussi être utilisée par les préadolescents (sans la méditation) pendant de courtes séances, s'ils ont besoin d'apaiser leurs émotions. Cette respiration pratiquée 5 à 10 minutes plusieurs fois par jour peut aider les enfants hyperactifs. Si la respiration alternée par le nez n'est pas confortable, il est possible d'utiliser à la place une simple respiration lente et profonde avec les deux narines.

A 18 ans, la respiration alternée (ou la respiration profonde lente) peut être remplacée par le pranayama de la respiration spinale, en augmentant peu à peu le temps de pratique de façon appropriée. Les méthodes qui sont liées au pranayama avancé, les mudras et bandhas, ont pour objectif d'augmenter la fonction sexuelle et de la faire monter pour une manifestation plus haute dans le système nerveux. Pour cette raison, les techniques qui vont plus loin qu'une méditation profonde facile et une légère respiration alternée ou une respiration profonde ne devraient pas être utilisées avant ou pendant la puberté. La transformation spirituelle dans le système nerveux, l'expansion du fonctionnement neurobiologique pour exprimer l'extase divine, est par beaucoup d'aspects comme une seconde puberté. Une puberté à la fois suffit !

Pour certains jeunes adultes, entamer une série complète de pratiques peut être reporté bien au-delà de 18 ans. Pour d'autres, commencer plus tôt ne posera pas de problèmes. Chacun est différent, et nous devrions bien réfléchir avant de faire des suggestions à ce sujet. Une fois que le pranayama de la respiration spinale et la méditation profonde progressent bien, tout en restant stables, il est possible d'aller étape par étape à travers tout l'éventail des pratiques en fonction de son désir (bhakti) et de ses capacités (self-pacing). Bien sûr, c'est le stade adulte.

On peut entreprendre des postures de yoga faciles (asanas) à tout âge, avec bon sens. Une fois commencée la pratique assise de la méditation, on peut ajouter les asanas avant la méditation. De nos jours, il est possible d'apprendre les asanas quasiment partout, et les classes pour enfants sont maintenant tout à fait courantes. Les *écrits AYP* comprennent un *kit de démarrage des asanas* qui peut être utile pour mettre en route une routine facile de postures à la maison.

En ce qui concerne nos enfants les plus jeunes, partager notre silence intérieur qui monte sous forme d'une effusion de service plein d'amour est le yoga idéal pour eux. Ils en bénéficieront énormément, et seront prêts pour les pratiques quand le moment sera venu, en accord avec leurs propres inclinations. Il est bien évident que nous ne pouvons pas dicter aux autres leurs inclinations, pas même à nos propres enfants.

Chacun a son propre voyage à faire. Nous pouvons beaucoup les aider, mais nous ne pouvons pas tout faire pour eux. Faisons attention à ne pas enfermer nos enfants dans une routine de pratique qui ne serait pas naturelle pour eux. Rappelez-vous, c'est leur propre silence intérieur qui en définitive déterminera leur chemin, plus que quoi que ce soit d'autre.

Une chose est sûre. Plus nous progressons dans notre propre pratique, le mieux ce sera pour ceux que nous aimons. C'est ainsi que nous pouvons stimuler en chacun le silence intérieur.

Le libre accès à la recherche – La route vers le futur

Tous ceux qui s'engagent dans des pratiques spirituelles autonomes sont des chercheurs de la conscience. Dans le passé, c'était une profession solitaire, réservée au petit nombre, souvent poursuivie en secret, rarement partagée avec le reste de la population. Pour cette raison, une grande partie de la connaissance spirituelle a été considérée comme mystérieuse et ésotérique. Il y avait peut-être de bonnes raisons à cela. Dans les siècles passés, il n'était pas facile de communiquer la connaissance, et beaucoup de superstitions entouraient le processus de la transformation spirituelle humaine. Même ceux qui en parlaient clairement (comme Patanjali) n'étaient pas très écoutés. C'est seulement au fil des siècles que la connaissance accumulée sur les pratiques spirituelles a pu être utilisée sur une plus large échelle.

A notre époque, nous avons une magnifique opportunité. Nous sommes dans l'âge de l'information, et nous sommes au milieu d'une explosion de l'application de la connaissance dans tous les domaines de l'effort humain. C'est également ce qui arrive dans le champ de la transformation spirituelle humaine.

Maintenant nous avons le libre accès à bien plus de pratiques, et nous sommes dans le processus d'intégrer et d'appliquer les moyens qui cultivent directement en nous la purification et l'ouverture à une échelle accélérée. Les huit branches du yoga ne sont plus seulement une liste des possibilités et des interrelations entre les pratiques et les expériences, mais aussi une liste que nous pouvons appliquer en utilisant des ressources réelles pour la transformation. Nous passons de la philosophie à la pratique, et chaque jour est une expérience qui nous enseigne à faire des ajustements dans les pratiques conduisant à nous connaître toujours davantage.

Le voyage que nous faisons tous est notre recherche, et il devrait être partagé. De cette façon, nous pouvons trouver ce que nous avons en commun dans notre développement et ce qui s'écarte de la norme. En fait, on constate que les divergences sont bien moindres qu'on ne l'avait cru. Dans leur plus grande part, les divergences ont été fabriquées par les hommes. Le système nerveux humain est le même partout, et ses capacités pour la purification et l'ouverture à l'expérience divine sont aussi les mêmes.

Alors, qu'est-ce qui nous sépare ? Peut-être notre culture et notre religion, et les variations dans les méthodes qui nous ont été transmises. Mais, en définitive, nous travaillons tous sur le même projet, peu importe d'où nous venons ou les outils que nous utilisons. Les huit branches couvrent tout l'éventail, et si nous nous concentrons sur une seule branche, nous trouverons forcément les autres grâce à l'interdépendance du yoga qui est en nous.

Par la pratique, la gestion des pratiques (self-pacing), la documentation et un partage sans réserve, la vérité continuera à émerger dans les temps modernes. C'est la route du futur. C'est à nous de faire avancer la *science spirituelle appliquée* pour tous les temps.

Nous devons continuer à tenir suffisamment compte de la connaissance ancienne qui a été conservée, afin de continuer à avancer vers des applications toujours plus efficaces de la connaissance. Mais nous ne devons pas regarder en arrière en nous imaginant que les anciens en savaient plus que nous. Nous voulons monter sur leurs larges épaules pour aller encore plus haut, manifestant la vérité de l'ancienne connaissance dans notre expérience actuelle. Et nous le faisons.

De nos jours, quantité de pionniers spirituels apparaissent et vont de l'avant en appliquant de façon systématique les pratiques spirituelles en suivant des chemins qui n'ont encore jamais été essayés. A la fin les institutions modernes de recherche et d'enseignement supérieur prendront le train en marche, et ouvriront ensuite la voie en faisant des recherches approfondies sur les méthodes de la transformation spirituelle humaine, soutenues par une partie de la population en augmentation continuelle engagée dans des pratiques journalières.

Pourquoi, en définitive, les institutions prendront-elles la tête ? Car de grandes questions de bien-être public sont en jeu : la santé, le bien-être et le bonheur de toutes les nations et cultures du monde. En révélant le plein potentiel de l'individu, nous révélerons également le plein potentiel des sociétés partout autour du monde. De même que les technologies de l'information ont changé la vie sur terre, les technologies spirituelles amélioreront partout la qualité de la vie. Pour cette raison les grandes institutions s'impliqueront à fond pour découvrir les mécanismes spécifiques de la transformation spirituelle humaine, et les moyens de les optimiser à tous les niveaux.

De même que dans tous les autres champs de l'effort humain, la recherche et le développement en cours pour appliquer la connaissance spirituelle d'une façon pratique nous mèneront à une qualité de vie à peine imaginable aujourd'hui.

Tout est contenu sous forme de graine dans les huit branches du yoga, qui reflètent ce qui attend d'être dévoilé en chacun de nous. Maintenant nous amenons tout notre potentiel à maturité, et tout le monde y participera.

Ce ne sera pas une connaissance basée sur les personnalités charismatiques qui sont venues et parties à chaque génération. Ce sera plutôt une connaissance enregistrée, évoluant continuellement vers des applications toujours plus efficaces, que chacun sur cette terre peut vérifier et utiliser de façon pratique.

Chapitre 4 – La montée de l'illumination

Depuis des temps immémoriaux, on sait que l'expérience spirituelle a deux composantes : la tranquillité et l'extase. Des terminologies variées ont été utilisées dans les cultures autour du monde pour désigner ces deux constituants fondamentaux de la transformation spirituelle humaine. Que nous parlions de Shiva et de la Kundalini/Shakti, de Dieu le Père et du Saint-Esprit, du Tao et du Chi, ou encore d'autres termes, nous parlons toujours de la même chose : l'expérience de la purification et de l'ouverture dans le système nerveux, qui est la porte sur le divin que l'on trouve dans toute l'humanité.

En temps voulu, et avec une intégration efficace de pratiques spirituelles couvrant tout l'éventail des huit branches du yoga, la dualité de notre expérience évolue pour devenir l'unité non duelle de l'expérience divine, la *tranquillité en action*. A ce moment, nous savons ce que nous avons toujours été : *Un*.

Sur le chemin nous passerons par des étapes qui indiqueront l'émergence de la tranquillité, la montée de la conductivité extatique et leur fusion.

Les étapes de l'illumination

La destination de notre vie est l'*illumination*. Qu'est-ce que l'illumination ? Un état d'union équilibrée de nos deux natures : la pure conscience de félicité, et notre implication en tant qu'êtres sensibles sur cette terre physique. C'est également la définition du yoga, et aussi la destination de toute religion.

La façon dont l'expérience évolue est un voyage personnel, mais elle a un schéma reconnaissable, avec trois étapes identifiables :

- La montée du silence intérieur immuable.
- La montée de la conductivité extatique et du rayonnement.
- Leur union en une effusion d'amour divin et d'unité.

La montée du silence intérieur (samadhi) vient de la méditation profonde journalière. Le silence intérieur est ressenti comme un état de plus en plus stable de paix, de bonheur et de félicité. Mais plus encore, il est ressenti comme une stabilité intérieure, *le témoin*, qu'aucun événement externe ne peut ébranler. Le silence intérieur est la fondation pour des expériences ultérieures facilitées par les pratiques additionnelles de yoga qui éveillent le silence de la pure conscience de félicité à un état dynamique dans notre système nerveux.

La montée de l'expérience extatique (kundalini) dans le corps et tout autour vient d'un éveil de la force vitale dans le corps et d'un raffinement graduel de la perception sensorielle. Avec le pranayama (méthodes respiratoires), les mudras, les bandhas, les techniques sexuelles tantriques et d'autres moyens, la purification intérieure et l'ouverture sont améliorées de sorte que les sens s'intériorisent (pratyahara), nous permettant de percevoir les énergies extatiques qui se donnent libre cours en nous et autour de nous. Notre attention et notre sens du soi sont ainsi attirés vers l'intérieur et en définitive rayonnent à l'extérieur, nous donnant une perspective nouvelle sur le monde qui nous entoure.

En même temps, le silence commence à bouger à l'intérieur de nous, facilité par la nature rayonnante de l'énergie extatique, et cela crée un genre d'expérience nouveau et captivant. Pendant cette étape, on apprécie encore davantage le flot divin de la vie, ce qui augmente le désir d'entrer et de fusionner avec cette expérience sensorielle en train de s'approfondir. On s'abandonne au processus à mesure qu'il avance, et cela l'accélère encore.

La deuxième étape est comme de tomber dans un abîme d'extase sans fin. Nous fonctionnons dans le monde avec une joie toujours plus grande à mesure que notre attention est absorbée par l'omniprésente vivante beauté en mouvement sous la surface des choses. Pour nous, les frontières se dissolvent.

Quand notre attention en vient à demeurer naturellement dans le silence plein de félicité, omniprésent, ondulant en toutes choses, nous devenons cette harmonie toujours présente. Nous découvrons que notre propre *Soi* est l'essence de toutes choses. C'est l'expérience de l'unité, de l'union, de l'illumination. Le monde ne disparaît pas. Il devient transparent et rayonnant. Les frontières deviennent semblables à des voiles, couvrant à peine l'essence de la vie, que nous en venons à connaître comme une expression de notre propre nature. Nous percevons directement que nous sommes l'océan sur lequel jouent les vagues de la vie.

Dans cet état, pouvons-nous encore agir dans le monde ? Oui, mais nos motifs ne seront plus les mêmes qu'auparavant, quand nous ne pouvions nous voir que comme séparés. Nous agissons maintenant au bénéfice d'un *Soi* plus grand. En agissant ainsi, nous pouvons paraître désintéressés. La vérité est que nous agissons toujours dans notre propre intérêt. Mais notre *Soi* est devenu transcendant et universel, de sorte que notre intérêt est pour toute l'humanité, et pour la totalité de la vie. Nous ne voyons plus le monde en ayant l'illusion de choses séparées que nous pourrions désirer ou craindre. Nous le voyons tel qu'il est, un flot sans fin de présence divine, et nous sommes en mesure d'aider les autres à s'ouvrir aussi à une perception naturelle des choses telles qu'elles sont. C'est la vie libre engendrant encore plus de vie en liberté. C'est la destinée de chacun et de toute l'humanité.

Dès que nous commencons à nous engager dans nos pratiques (et peut-être même avant), nous pouvons avoir un avant-goût de l'une ou l'autre des trois étapes mentionnées ci-dessus, en fonction de la dynamique de notre propre processus de purification. Nous pouvons expérimenter en même temps des éléments des trois étapes. Avec le temps, nous arrivons à reconnaître ce genre d'expériences comme des bornes qui jalonnent le chemin de l'illumination : un certain silence intérieur, un courant extatique interne, une sensation d'*Unité* avec les autres et avec notre environnement. En avançant sur le chemin, nous remarquerons bien d'autres bornes de moindre importance. Les bornes sont utiles pour nous inciter à continuer, à rester inspirés et réguliers dans nos pratiques quotidiennes.

Les bornes ne sont pas là pour nous permettre de proclamer : « Aujourd'hui je suis à tel endroit sur la route vers l'illumination. »

En fait, nous y sommes peut-être, mais cela n'aura de sens que lorsque nous serons un peu plus loin et que notre expérience sera devenue permanente, ordinaire et peu susceptible d'être remarquée. Quand l'expérience devient naturelle et normale, elle devient réelle. Elle fait désormais partie de notre vie de tous les jours et cesse d'être un spectacle pour le mental, toujours enclin à s'illusionner.

L'illumination n'est pas un spectacle. Elle est la vie comme nous sommes censés la vivre. La libération est quelque chose d'ordinaire. Les points de repère seront dissous au cours du voyage. En définitive, l'illumination n'est pas tellement une question de points de repère. L'illumination, c'est prendre plaisir à devenir et à être ce que nous avons toujours été.

Si nous faisons un long voyage en voiture, allons-nous passer tout notre temps à nous émerveiller du paysage ? Sans doute dans une certaine mesure, mais, si nous voulons vraiment arriver à destination, cela n'ira pas jusqu'au point d'interrompre notre voyage. Nous pouvons prendre plaisir à regarder le paysage tout au long de la route, sans pour autant nous arrêter trop longtemps en oubliant la raison du voyage : notre retour à la maison.

Nous pouvons être enclins à noter les détails de notre voyage pour le bénéfice des autres. Après tout, chacun émane comme nous de la même conscience divine. Il est donc naturel que nous souhaitions que tous aient un parcours sûr et rapide.

Jésus disait : « Tout ce que vous voulez que les hommes fassent pour vous, faites-le de même pour eux. »

La vérité étant que nous et les autres sommes une seule et même chose, ce n'est pas seulement un bon avis moral, mais aussi un bon avis pratique. A mesure que nos portes intérieures s'ouvrent sur les royaumes divins qui sont en nous, nous saurons par l'expérience que les autres sont notre propre *Soi*.

Combien de temps dure le voyage ? Cela dépend principalement de nous, de nos actions passées qui ont généré les obstructions enfouies profondément dans notre système nerveux, et de ce que nous faisons à partir de maintenant. Nous ne pouvons pas changer le passé. Mais dans le présent nous pouvons faire beaucoup, et ce que nous ferons façonnera notre futur. Personne d'autre que nous ne peut faire le choix. Si nous nous engageons dans les pratiques de yoga avec une dévotion sincère, il y aura une direction nouvelle dans notre vie. Une fois que nous nous dédions sans réserve au chemin, ce n'est plus qu'une question de temps. Nous voyons alors qu'il n'est plus tellement question de la destination finale. Il s'agit de ressentir toujours plus de joie chaque jour, chaque mois et chaque année. C'est un chemin de félicité, un chemin de plaisir, à mesure que nous nous épanouissons intérieurement. Nous pouvons nous mettre en route aujourd'hui et commencer tout de suite à prendre plaisir au trajet. Un jour, nous arriverons à destination.

Le mariage divin

A partir du moment où notre désir nous pousse à nous approcher de façon directe du processus de la transformation humaine, le premier pas sera d'appliquer les moyens pour cultiver le silence intérieur immuable, c'est-à-dire la méditation profonde. Quand le silence intérieur commence à s'installer, une série de pratiques additionnelles peut être ajoutée, amenant à une expansion de la tranquillité dans l'activité quotidienne, tout à fait comme une pompe va considérablement augmenter la fourniture d'eau une fois qu'elle aura été actionnée.

Certaines des pratiques que nous ajoutons à la méditation profonde vont stimuler la montée de la conductivité extatique dans le système nerveux.

La conductivité extatique est cultivée avec des pratiques différentes de celles utilisées pour cultiver le silence intérieur. Le silence intérieur dépend de la pratique de la méditation profonde et il est ensuite intensifié par le samyama. La conductivité extatique est cultivée avec le pranayama de la respiration spinale, les asanas, mudras, bandhas, et les méthodes tantriques sexuelles. Ce sont des catégories de pratique complétement différentes.

Les pratiques qui ont pour but de cultiver la conductivité extatique améliorent à la fois la méditation profonde et le samyama. En effet, elles défont les nœuds dans la neurobiologie subtile. De ce point de vue, le pranayama est particulièrement efficace et le processus est encore facilité par les asanas, mudras, bandhas et les méthodes tantriques. Ces méthodes sont liées à l'énergie, et elles cultivent le terrain du système nerveux pour en faire un meilleur véhicule pour le silence intérieur, ou pure conscience de félicité.

Ainsi nous avons là le commencement de la relation entre le silence intérieur et l'extase. Le mouvement de l'énergie subtile dans le corps (*prana*) avec sa qualité extatique unique est facilité par la montée du silence intérieur. En même temps, la montée du silence intérieur est facilitée par le mouvement de l'énergie interne extatique. Chacun rend l'autre possible !

Certaines pratiques sont à cheval sur le silence intérieur et l'extase, en travaillant simultanément sur les deux. Les méthodes du samyama, de la recherche du Soi et le besoin pressant de s'engager à servir davantage dans la vie sans avoir un plan arrêté (*karma yoga*) relèvent de cette catégorie.

Quand nous laissons aller une intention spontanée, une question ou une action dans le silence, nous incitons la tranquillité à se mettre en action. Dans la mesure où la conductivité extatique est présente, ce mouvement de la tranquillité prendra la qualité de l'extase, tout en gardant en même temps la qualité de béatitude qui est une caractéristique inhérente au silence intérieur. Le résultat est la félicité extatique en mouvement, qui est le combustible de l'expression divine dans le monde. Avec le temps, tranquillité et extase deviennent intimement entrelacées dans tout ce que nous faisons, et c'est le mariage.

Avec le mariage du silence intérieur et de l'extase, une dynamique nouvelle est née. Nous pourrions l'appeler *félicité extatique*, mais ceci peine à la décrire. Nous utilisons parfois l'expression *silence intérieur immuable, félicité extatique et effusion d'amour divin*. Cela donne une meilleure idée de la dynamique en cours. Il y a la tranquillité : le *silence intérieur immuable*. Il y a un rayonnement intérieur qui contient à la fois les qualités de la pure conscience de félicité et de la conductivité extatique : la *félicité extatique*. Et il y a un mouvement vers l'extérieur à mesure que le flot du rayonnement cherche à s'exprimer à travers le système nerveux : l'*effusion de l'amour divin*, qui produit une influence unificatrice en nous et autour de nous : l'*Unité*.

Du point de vue du pratiquant, nous en retirons beaucoup de plaisir à bien des niveaux. C'est un plaisir physique et psychologique. Le résultat est lumineux et le monde devient également lumineux. Non pas que la nature du monde ait changé, c'est nous qui avons changé dans la façon dont nous le voyons et agissons dans le monde. Nous le voyons tel qu'il est réellement : un flot infini d'énergie dans une perpétuelle danse de joie. Les interprétations négatives qui tiennent tant de place dans la vie humaine sont vues dans une lumière entièrement différente. Les déficiences du mental paraissent excessives!

Qu'allons-nous faire quand nous en venons à voir le monde de cette façon ? Allons-nous nous enfuir et nous cacher dans une grotte ? Certainement pas. Il est sûrement possible d'aider les autres à voir ce que nous voyons. Nous sommes intérieurement poussés à le faire : aider de toutes les manières possibles. C'est une effusion, une effusion d'amour divin.

Ce troisième élément, cette effusion qui vient de la fusion de notre silence intérieur et de la conductivité extatique est l'enfant proverbial de l'illumination. Il a été appelé *Christ, Sauveur, jivan mukti (âme libérée)*. Ce n'est pas nous au sens de la personne égotique qui devenons cela. C'est le flot divin à travers nous qui est cette naissance, cette effusion, et nous nous dissolvons consciemment en *Cela*, nous nous abandonnons à *Cela*, nous devenons *Cela*.

Nos activités dans la vie de tous les jours jouent un rôle important en permettant de cultiver et stabiliser ce flot divin. L'essence de l'illumination est un abandon actif, faire et lâcher prise. Si avec nos pratiques nous établissons les conditions initiales du silence intérieur et de la conductivité extatique, et qu'ensuite nous nous engageons pleinement dans la vie, l'union et la naissance divine se feront.

Alors, dans toutes nos actions nous volerons sur les ailes de la félicité extatique, et nous serons entourés d'événements merveilleux et miraculeux. Toute la nature se précipite pour soutenir une effusion divine. Une fois la pompe divine amorcée, le flot augmente sans limite. En apprenant comment agir dans les pratiques et dans la vie, et en lâchant prise, nous sommes capables de libérer un bien infini dans le monde.

Une application prudente des huit branches du yoga nous amène naturellement à cet état permanent de bonheur et à la présence divine, qui est le moteur de l'évolution. Nous découvrons alors que nous sommes devenus la *tranquillité en action* sans fin, et chaque moment de notre vie est une expression de joie pure.

Le gourou est en vous.

Livres et assistance

Yogani est un scientifique américain qui, depuis plus de quarante ans, s'est consacré à la vie spirituelle et à intégrer les techniques anciennes du monde entier qui cultivent la transformation spirituelle de l'être humain. L'approche n'est pas sectaire et ouverte à tous. Ses livres sont les suivants :

en anglais:

Advanced Yoga Practices – Easy Lessons for Ecstatic Living (Two Volumes)
Deux livres d'usage facile comportant près de 500 leçons détaillées sur le système de pratique AYP.

AYP Support Forum Posts of Yogani, 2005-2010
Environ   2'000 courriels apportant des commentaires fouillés sur l'enseignement AYP.

The Secrets of Wilder – A Story of Inner Silence, Ecstasy and Enlightenment
Un roman d'aventures spirituelles.

The AYP Enlightenment Series (Eleven Volumes)
Livres sur les pratiques spirituelles, concis et faciles à lire :

- *Deep Meditation – Pathway to Personal Freedom*
- *Spinal Breathing Pranayama – Journey to Inner Space*
- *Tantra – Discovering the Power of Pre-Orgasmic Sex*
- *Asanas, Mudras and Bandhas – Awakening Ecstatic Kundalini*
- *Samyama – Cultivating Stillness in Action, Siddhis and Miracles*
- *Diet, Shatkarmas and Amaroli – Yogic Nutrition and Cleansing for Health and Spirit*
- *Self-Inquiry – Dawn of the Witness and the End of Suffering*
- *Bhakti and Karma Yoga – The Science of Devotion and Liberation Through Action*
- *Eight Limbs of Yoga – The Structure and Pacing of Self-Directed Spiritual Practice*
- *Retreats – Fast Track to Freedom – A Guide for Leaders*

and Practitioners
- Liberation – The Fruition of Yoga

Pour avoir les dernières informations sur les écrits de Yogani et pour bénéficier gratuitement de l'aide du *forum AYP*, veuillez-vous reporter à :

www.advancedyogapractices.com

en français :

Les livres de « The AYP Enlightenment Series », AYP – Série pour l'illumination spirituelle, sont traduits en premier :

Déjà parus :
- La méditation profonde – Le chemin vers la liberté personnelle
- Le pranayama de la respiration spinale – Un voyage vers l'espace intérieur
- Tantra - Découvrir le pouvoir du sexe préorgasmique
- Asanas, mudras et bandhas – Eveiller la kundalini extatique
-Samyama – Cultiver la tranquillité en action, siddhis et miracles
- Alimentation, Shatkarmas et amaroli – Alimentation yogique & nettoyage pour le corps et l'esprit
- La recherche du Soi – L'aube du témoin et la fin de la souffrance
- Bhakti et karma yoga – La science de la dévotion et la libération par l'action
- Les huit branches du yoga – Structurer et gérer une pratique spirituelle autonome

Un site internet a été créé en français en août 2010 avec pour objectif de faire connaître au public francophone l'enseignement AYP :

www.aypsite.ch